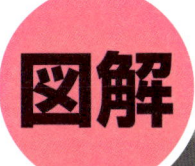

# 歯科医院の人事労務に関する50の留意点

株式会社フォーブレーン代表取締役
特定社会保険労務士
**稲好 智子** 著

クインテッセンス出版株式会社　2013

Tokyo, Berlin, Chicago, London, Paris, Barcelona, Istanbul, Milano, São Paulo, Moscow, Prague, Warsaw, Delhi, Beijing, Bucharest, and Singapore

クインテッセンス出版の書籍・雑誌は、歯学書専用通販サイト『歯学書.COM』にてご購入いただけます。

**PC からのアクセスは…**

歯学書　検索

**携帯電話からのアクセスは…**
QR コードからモバイルサイトへ

# ■はじめに

　いまや、スタッフが雇用主である院長先生を「訴える」といったことも、当たり前に見られる時代となっています。

　もしかして院長先生は「うちのスタッフに限って、そんなことはあり得ない」などと楽観視しておられませんか。

　スタッフにサービス残業をさせていても「残業代なんてずっと以前から払っていなかったね」「まともに残業代なんて払っていたら、医院の経営が成り立たなくなるよ」とか、スタッフから年休取得の請求があっても「人員が少ないのに年休なんてあげられないよ」などと考えておられる院長先生こそ要注意です。

　いまは、インターネットで検索すれば、職場での処遇が適法なのか否かの答えはすぐに出てきます。友人の結婚式に出席するため年休を取りたいと申し出たにもかかわらず、にべもなく院長先生から「ダメ」と拒否されたスタッフは、インターネットで検索し、年休が取得できないのは労働基準法に反する、ということをすぐにつきとめます。

　それだけではなく、「そんなときは労働基準監督署に相談に行って、労働基準監督署から院長先生に是正勧告をしてもらえばいい」とか、「個人でも加入できるユニオン（労働組合）があるから、そこに加入してユニオンを通じて院長先生に交渉してもらう方法もある」などといった解決方法のアドバイスまで載っています。

　ある日突然、労働基準監督署から「事業所の調査に入りたい」あるいは「監督署にきてほしい」との連絡が入ったり、名前も聞いたこともないユニオンから、団体交渉の申込みがあり「これを拒否すると不当労働行為になりますよ」といわれることもあり得るのです。

　こうなると「違法だなんて知らなかった」とはいっていられません。

労働基準法違反は、その悪質性が認められるようなことがあると、刑事罰の対象ともなります。ユニオンからの交渉には誠実に応じなければならない義務がありますので、ユニオンが納得のいく回答がなされないと、何回にもわたって交渉を続けなければならないなどといったことにもなりかねません。

　それこそ、医院に勤務していたことによって、スタッフが精神的もしくは肉体的に損害を被ったということで、損害賠償を求めて裁判に訴えられるということもあり得るのです。もうこうなると、医院の経営にも支障が生じてきます。

　本書は、私が人事労務コンサルタントとして、経営者や院長先生から受けている相談の中でも、知っていそうで意外と知られていない雇用管理上の問題をピックアップし、解決に導くヒント、トラブル防止の留意点を項目別にまとめ、図表を加えてわかりやすく解説したものです。

　スタッフとのやり取りの中で「ちょっと怪しいぞ」と感じたときには、本書を取り出して、該当項目を読み返してみてください。もしかしたら、これまで当たり前だと思っていたことが、実は違法だったといったこともあるかもしれません。

　法令を遵守した適切な雇用管理がなされてこそ、スタッフとの信頼関係はより深まり、よりよい歯科医院の経営につながるはずです。本書が、先生方の抱えているスタッフとの問題の解決のヒントにつながり、ひいてはスタッフとの信頼関係の醸成の一助となれば、これにまさる喜びはありません。

　2013年5月1日

　　　　株式会社フォーブレーン代表取締役
　　　　人事労務コンサルタント・特定社会保険労務士

　　　　　　　　　　　　　　　　　　稲好　智子

# もくじ

はじめに／3

## 第1章　歯科医院の採用・雇用契約に関する留意点　9

1　スタッフを募集する際に気をつけることは？／10
2　採用面接時に健康状況を聞くことは可能か？／12
3　内定を取り消すことはできるか？／14
4　雇用契約書は交わしておく必要があるか？／16
5　勤務態度を理由に試用期間満了時に本採用を拒否できるか？／18
6　就業規則は作成しなければならないか？／20

## 第2章　勤務時間・休憩・休日・休暇に関する留意点　23

7　残業は何時間までさせてもよいのか？／24
8　1日10時間勤務とすることは可能か？／26
9　忙しくて休憩時間を与えることができないときは？／28
10　スタッフの1日の拘束時間数の限度は？／30
11　休日は週に2日与えなければならないか？／32
12　代休を与えれば休日出勤手当の支給は不要か？／34
13　年次有給休暇の申し出を拒むことはできないか？／36
14　退職するスタッフが年次有給休暇をまとめて請求したら？／38
15　生理休暇は必ず与えなければならないか？／40
16　産前産後休業取得を機に辞めてもらうことはできるのか？／42

■もくじ

17 産前産後休業中も給与は支給しなければならないのか？／44
18 スタッフ数が少ないことを理由に育児休業を拒否できるのか？／46
19 育児中のための短時間勤務制度は設けなければならないのか？／48
20 当日に看護休暇の取得を申し出た場合も認めるのか？／50
21 スタッフから育児中という理由で残業を拒否されたら？／52

## 第3章　給与・残業代の支給に関する留意点　55

22 給与を月2回払いとすることは可能か？／56
23 給与を誤って払い過ぎたら翌月給与から差し引けるのか？／58
24 賞与や退職金は必ず支給しなければならないか？／60
25 1日8時間以内の勤務であれば残業代は不要か？／62
26 15分未満の残業時間であれば切り捨ても可能か？／64
27 遅刻時間と残業時間の相殺は問題ないか？／66
28 スタッフの自主的残業であれば残業代の支給は不要か？／68
29 あらかじめ基本給に残業代相当分を含めておくことは可能か？／70

## 第4章　退職・解雇・懲戒処分に関する留意点　73

30 スタッフからの辞職の申し出を拒むことは可能か？／74
31 勤務態度不良のスタッフに退職勧奨する場合の留意点は？／76
32 どのような場合であればスタッフを解雇することが可能か？／78
33 協調性のないスタッフを解雇することは可能か？／80
34 解雇予告はどのようにしたらいいのか？／82

もくじ■

35　どのような場合にスタッフを懲戒処分できるのか？／84
36　懲戒処分にはどのような種類があるのか？／86
37　減給処分をする場合の減給限度額は？／88

## 第5章　スタッフの安全衛生管理と ハラスメント防止のための留意点　　91

38　定期健康診断は必ず実施しなければならないのか？／92
39　採用選考時の健康診断を雇い入れ時に代用することは可能か？／94
40　健康診断の実施費用はスタッフ負担としてもよいか？／96
41　精神的疾患の疑いのあるスタッフへの対応は？／98
42　スタッフ間のハラスメントでも医院側の対応が必要か？／100
43　肩に触れただけでも相手が嫌がっていたらセクハラに？／102
44　「パワハラ」と「指導」の境界線はどこ？／104
45　スタッフから上司へのパワハラはないのか？／106

## 第6章　パートタイムスタッフの雇用にかかわる 留意点　　109

46　期間を定めたパートタイムスタッフを採用する際の留意点は？／110
47　契約更新時にパートタイムスタッフの給与引き下げはできるか？／112
48　契約の更新を繰り返してきたパートの雇い止めは認められるか？／114
49　雇用期間が通算5年を超えたら無期雇用に転換するのか？／116
50　パートタイムスタッフと正規スタッフの給与格差は違法か？／118

7

# 第1章
# 歯科医院の採用・雇用契約に関する留意点

## 1 スタッフを募集する際に気をつけることは？

　何らかの商品を販売することで成り立っているような小売業などとは異なり、歯科医院は商品ではなくスタッフという「人」によって経営が成り立っているといえます。

　そんな歯科医院を支えることとなるスタッフですから、医院側としても、適当に人を雇い入れることはできません。歯科医院を支えることのできる知識・スキル、あるいは経験を有し、また院長先生や他のスタッフとも協調して働くことができるスタッフを雇い入れたいと考えることでしょう。そのためにも、スタッフの採用や補充のために募集する際には、できるだけ医院側の希望する人材が応募してくるような募集広告を出したいものです。

　では、実際にスタッフを募集するにあたって、募集広告等に記載してはならないことや、気をつけなければならないことはあるのでしょうか。

　原則として、募集や採用にあたっては、どんな人を募集するのか、どんな条件で募集するのかといったことは、医院側が自由に決められることとなっています。ただし、この自由が認められているのは「法律その他による特別の制限がない限り」とされており、現に次ページのような法律によって一定の制限が課されています。

　なお、たとえ法律には反しない募集広告であったとしても、世の中の考え方としては「応募者の能力や適性以外の理由で募集や採用差別をするのは許されない」との流れにもなりつつありますから、募集広告を出す際には、こうしたことも念頭においた上で、採用条件などを決めていく必要があるでしょう。

第1章　歯科医院の採用・雇用契約に関する留意点

> 法律によってスタッフ募集時に
> 特別の制限が設けられているもの

①男女雇用機会均等法
同法では「事業主は、労働者の募集および採用について、その性別にかかわりなく均等な機会を与えなければならない」として、募集・採用における性差別を禁止しています。
また、性別以外であっても、実質的に性差別につながるような身長・体重・体力などを要件とする募集・採用についても禁止しています。
★「女性歓迎」「女性向きの仕事」「男性歯科医師募集」など

②雇用対策法
同法は、新卒の募集・採用を行うときなど一定の例外を除いては、募集および採用にあたって、その年齢にかかわりなく均等な機会を与えなければならないとし、年齢による募集・採用差別を禁止しています。
★「40歳以下の人を募集」「25歳以上の人を募集」など

③労働組合法
同法では「労働者が労働組合に加入せず、もしくは労働組合から脱退することを雇用する条件とすること」は、不当労働行為に該当するとして禁止しています。
★「労働組合に加入していない人に限ります」など

> 性別や年齢に限らず、能力や適性、経験などに関係のない理由による募集や採用の差別は、許されないという傾向になりつつある。

## 2 採用面接時に健康状況を聞くことは可能か？

　どのようなスタッフを採用するのかについては、採用する医院側の自由が認められています。応募者からどのような情報を得るかということについても、同様であるとされています。

　応募者の健康状況については、その症状によっては「採用後に緊張を伴う業務に就くことが困難である」「業務に従事するにあたっては重たい荷物を持たせることのないよう、医院側の配慮が必要である」など、採用後の労務の提供に影響を生じさせる可能性があります。そのため、採用面接時に応募者の心身の状況や、メンタルヘルス不全の罹患歴を尋ねることについては、必要性が認められるものと考えられます。

　ただし、応募者の健康情報を得るにあたっては、本人の同意が前提となります。採用面接時において、本人に「採用・不採用の判断に利用する」旨を告げた上で、真に必要な範囲内の情報についてのみ尋ねるようにしてください。

　また、採用面接時の情報収集は、あくまでも応募者の能力や適性の発見、人物像の観察がネライでなければなりません。ですから、本人の能力や適性に関係のない質問をすることは、応募者から基本的人権の侵害や差別ととられかねませんので、注意してください。

　たとえば、採用面接時に、女性の応募者に対してのみ、結婚の予定の有無や、子供が生まれた場合の継続就労の希望の有無……などについて質問することなどは、男女雇用機会均等法（「雇用の分野における男女の均等な機会及び待遇の確保等に関する法律」）にも反することになります。

第1章　歯科医院の採用・雇用契約に関する留意点

**採用面接時の健康状況についての質問の仕方**

「最近の健康診断等で、通院するよう指示を受けたり、仕事をするにあたって注意するよう指示を受けたようなことはありますか」

「勤務するにあたって、ご自身の健康状態で気になることはありますか」

「持病やこれまでの既往歴のうち、仕事をするにあたって注意しなければならないことはありますか」

「残業や休日出勤も可能ですか」

**採用面接時のNGワード**

応募者の基本的な人権は尊重しなければならない。
差別につながるような質問は禁止されている。

**人種・民族・門地・本籍・出身地に関連する質問**
「出身地はどこですか」
「実家の最寄り駅はどこですか」

**家庭環境（資産状況、持ち家か借家かなど）に関連する質問**
「家は持ち家ですか。それとも借家ですか」
「家の近くに○○はありますか」

**家庭の状況（父母の学歴や職業など）に関連する質問**
「ご両親はまだ働いていますか」
「ご兄弟は何をされていますか」

**思想・信条など（宗教、支持政党、購読新聞、愛読書、労働組合の加入状況など）に関連する質問**
「○○新聞をとっていませんか」
「どのような雑誌を読んでいますか」

**セクハラ（スリーサイズ、恋人の有無など）につながる質問**
「結婚しても仕事は続けていく予定ですか」
「出産しても仕事は続けますか」

## 3 内定を取り消すことはできるか？

　2008年秋のリーマン・ショック後、企業が翌2009年4月入社予定の大学生の内定を取り消す、いわゆる「内定切り」が相次ぎ、社会問題化したことがありました。2011年の東日本大震災の後にも、同様の問題が生じており、内定を取り消された学生が企業を訴える、というケースまで出てきています。

　では、どのような場合であれば、このような紛争にまでならずに内定を取り消すことが認められるのでしょうか。

　一般に、歯科医院側が応募者に内定した旨を通知したことに対し、応募者側から内定を承諾した旨の回答があった時点で、労働契約は成立しているものとされます。内定段階であっても、労働契約が成立しているということは、内定の取り消しは労働契約の解約にあたりますので、すでに雇い入れているスタッフを解雇するのと同じ位置づけとされます。つまり、それ相当の合理的な理由がなければ、内定の取り消しは認められないということです。

　合理的理由がないにもかかわらず、医院側が一方的に内定の取り消しをしてしまうと、後に内定取り消し無効をめぐってトラブルに発展する可能性もあり、裁判になった場合には医院側が敗訴してしまう、ということもあり得ます。

　そこで、内定の取り消しが認められる合理的理由としては、採用内定当時に知ることができず、また知ることが期待できないような事情であって、たとえば勤務開始日までに学校を卒業できなかった場合であるとか、内定者が重大な犯罪行為をした場合などが、これに該当するとされています。

### 内定の取り消しが認められる合理的理由の例

- 勤務開始日までに学校を卒業できなかった場合
- 内定通知書等に記載された採用内定取り消し事由に該当した場合
- 採用内定者としての信頼関係を著しく損なうような非行等が発生した場合
- 採用内定当時予見できなかった著しい経営事情の悪化が生じた場合……など

> 内定取り消しの有効性を高めるためにも、内定者には内定取り消し事由を定めた内定誓約書を提出してもらっておくとよい。

---

内定誓約書

〇〇歯科クリニック 殿

このたび、私は貴殿に採用が内定されましたので、〇年〇月〇日付で貴殿に就職することを承諾いたします。
ただし、以下のいずれかに該当する場合は、内定を取り消されても異議のないことを承諾いたします。

記

① 採用面接時の申告事項、もしくは履歴書および職務経歴書等提出書類の記載事項に、事実と相違した点があったことが判明したとき
② 勤務開始日(〇〇年〇〇月〇〇日)までに〇〇の資格を取得できなかったとき
③ 採用後の勤務に耐えられないと予測されるほどの健康状態の悪化が認められたとき
④ 病気・事故等によって、勤務開始日に勤務を開始できない事由が生じたとき
⑤ 正当な理由なく、勤務開始日までに定められた提出書類の提出がなされなかったとき
⑥ 経営状況が悪化したとき
⑦ スタッフとして不適当と判断するような事由が発覚したとき

〇〇年〇〇月〇〇日
内定者氏名　　〇〇〇〇　印

## 4 雇用契約書は交わしておく必要があるか？

　労務管理をめぐるトラブルは、年々増加傾向にあります。厚生労働省が各都道府県労働局等に設置している総合労働相談コーナーに寄せられる相談件数は、年間110万件を超えているという結果も発表されています。日本の雇用者数（企業や法人等に雇われている人）が約5,500万人ですので、50人に1人の割合で、何かしら労務管理に関する悩みや不満を抱えているといえるのではないでしょうか。

　こうした労務管理をめぐるトラブルを引き起こしている要因のひとつとして、雇用契約内容のあいまいさということがあげられます。

　「もっと給与をもらえると思っていたのに……」「残業なんてないって聞いていたのに……」「退職金がもらえると思いこんでいたのに……」といった、スタッフ側の期待と現実とのかい離がトラブルになっているケースが多くみられます。

　そのような雇用契約内容のあいまいさを解消し、スタッフに安心して働いてもらうために必要なのが、雇用契約書です。雇用契約書は、必ず交わさなければならないものではありません。ただし、労働基準法では、スタッフを採用する際には、労働条件にかかわる一定の事項を書面で明示するよう義務づけています。たとえスタッフが1名しかいないという場合も同様です。

　この労働条件の明示は、医院側から一方的に書面を交付することでもかまいません。ただし、後に無用なトラブルになることを避けるという意味では、雇用契約書としてスタッフ個々に労働条件を明示し、スタッフ側もこれに同意したということの証しとして、双方で署名もしくは記名押印して取り交わしておくことが望ましいでしょう。

## 第1章　歯科医院の採用・雇用契約に関する留意点

雇用契約書

年　　月　　日

| 雇用主（医院） | スタッフ（本人） |
|---|---|
| 住所　〒 | 住所　〒 |
| 名称<br>氏名　　　　　　　　　　　印 | 氏名　　　　　　　　　　　印 |

上記当事者間において雇用に関し、以下の契約を締結する。

| | |
|---|---|
| 契約期間 | 契約期間の定めなし<br>　ただし、□□□□年　□□月　□□日から□□□□年　□□月　□□日までは試用期間とする。 |
| 退職・解雇 | 就業規則に定める本採用拒否事由、解雇事由および懲戒解雇事由に該当するとき、ならびに本人が30日前までに申し出たときは、雇用契約を解除できる。ただし、労働基準法等の法令に従う。<br>（詳細は、就業規則第○条、第○条〜第○条による） |
| 勤務場所 | ○○○市○○○町○○番○○号○○ |
| 業務内容 | ○○○の業務<br>　①　××××××××××××<br>　②　××××××××××××<br>　③　その他上記に付随する業務 |
| 所定勤務時間 | 始業時刻　9時30分　　終業時刻　18時30分<br>・休憩時間　13時00分から14時00分まで<br>・業務の都合等により、本人に事前に告知した上で、始業・終業時刻および休憩時間を繰り上げまたは繰り下げることがある。 |
| 所定休日 | 水曜日・日曜日・祝日・年末年始（12月29日から1月3日まで）<br>・ただし、業務の都合等により、本人に事前に告知した上で、休日を他の日に振り替えることがある。 |
| 所定時間外勤務等 | (1) 所定時間外勤務をさせることが　有<br>(2) 所定休日勤務をさせることが　有 |
| 休暇 | (1) 年次有給休暇　6ヵ月継続勤務し、出勤率8割以上の場合　→　10日<br>(2) その他の休暇　無給（看護休暇、介護休暇等法令の定めるところによる） |
| 給与 | (1) 本　給　　月給　○○○○円<br>(2) 諸手当<br>　①　通勤手当　有　○○○○円<br>　②　時間外勤務等手当　　以下の割増率による<br>　　イ　所定時間外　25%　ロ　所定休日　35%　ハ　深夜　25%<br>(3) 賃金締切日　　毎月末日<br>(4) 賃金支払日　　原則翌月15日<br>(5) 昇　給　　有（毎年4月1日）<br>(6) 賞　与　　有（年2回（6月、12月）、ただし業績によって支給しない場合もあり）<br>(7) 退職手当　　無 |
| 備考 | ・社会保険の加入状況（　厚生年金　健康保険　）<br>・雇用保険の適用（　有　）<br>・その他（　　　　　　　　　　　　　　　　　　　　　　　　） |

その他の勤務条件等は、就業規則、関係諸規則および関係法令の定めるところによる。

## 5 勤務態度を理由に試用期間満了時に本採用を拒否できるか？

　採用面接や採用試験だけでは、その人の能力や適性、人物像までを判断するのは難しく、そのため採用後、実際に職場で働いてもらいながら、適性の有無を判断する必要性もあります。

　この判断のための期間のことを「試用期間」といいます。試用期間中において、業務を行う能力や適性があるのかを判断し、仮にスタッフとしての適性に欠けると判断した場合には、解雇もなし得るということで、試用期間は「解雇権が留保された労働契約」であると位置づけられています。

　試用期間について直接規制する法律の規定はありませんので、スタッフの採用にあたって試用期間を設けるかどうか、また試用期間をどの程度の長さとするかといったことは、当事者間で自由に決めることができます。しかし、試用期間を設けるのであれば、就業規則もしくは雇用契約書等に明確に定めておかなければなりません。なお、あまりにも長い試用期間の設定は、無効とされる可能性があります。通常は3ヵ月から、長くても6ヵ月程度としている例が多いようです。

　では、試用期間中の解雇については、どのように考えておけばよいでしょうか。

　試用期間中もしくは試用期間満了と同時に解雇する場合には、試用期間満了後の本採用後に解雇する場合よりも、広い範囲において解雇の自由が認められるとされてはいます。ただし、解雇には変わりありませんので、試用期間中であっても、まったく医院側が自由に解雇できるということではありません。能力や適性の不足に関して、具体的な根拠が存在することが求められています。

採用 → 試用期間 → 本採用 →

この間に実際に業務に従事させながら、業務を行う能力や適性があるのかを判断し、仮にスタッフとしての適性に欠けると判断した場合には、解雇し得ることになる

## 試用期間中もしくは試用期間満了時の解雇が許容される事由の例

### ①履歴書等に重大な経歴詐称や隠ぺいが発覚

試用期間中に、本人の履歴に重大な虚偽もしくは隠ぺいがあったことが発覚し、採用前に当該事実を知っていたのであれば、採用しなかったであろうという場合

### ②能力の大幅な不足

採用前に期待していた能力が、採用後にはまったく発揮されない場合

### ③勤務態度の不良

採用後の勤務態度がきわめて悪く、協調性もなく、業務にも悪影響を与える場合

### ④勤怠不良

採用後、正当な理由がないにもかかわらず、遅刻・早退・欠勤などを繰り返す場合

### ⑤健康不良

採用後、体調を崩し、欠勤を繰り返す場合

## 6 就業規則は作成しなければならないか？

　就業規則というのは、その医院で働くスタッフの給与や勤務時間などの労働条件全般について定めるものです。いわば「この医院で働いてもらう代わりに、これだけの労働条件（給与額や休日数など）は補償しますよ」という医院からスタッフへの約束事を示したものといえます。

　この約束がないと、スタッフは「院長のさじ加減ひとつで、給与の額が増減されてしまうことがあるんじゃないか」といった不安を持ち、仕事に対するモチベーションの低下にもつながりかねません。就業規則によって、スタッフの労働条件を確保することを約束することで、スタッフに安心して働いてもらうことができます。

　また、就業規則は、医院からスタッフに対する約束事だけではなく、スタッフが医院で働くにあたっての約束事も定めることになります。職場は、複数のスタッフが互いに協力しながら働く場所です。それぞれが勝手に好きなように行動していたのでは、円滑に仕事をすすめることができなくなってしまいます。就業規則を示すことによって、スタッフ1人ひとりに医院のルールをよく理解してもらい、医院の秩序を良好に保ちながら仕事をしてもらうという役割もあります。

　ちなみに、この就業規則は、労働基準法において作成が義務づけられているものですが、今のところ常時雇用しているスタッフ数が10人に満たない場合には、当該義務が免除されています。現実には、スタッフ数が少ないからといって、労務管理に関するトラブルがないわけではありません。このようなトラブルの発生を防ぐためにも、スタッフ数が少ない医院でも、就業規則は作成しておくべきでしょう。

> 就業規則には、スタッフがその医院で働くにあたって、医院側がどのような職場環境を与え、いくらの給与を支払うことになるのか、またスタッフはどのようなことを守らなければいけないのかといった点などを明記する。

〔就業規則〕

| | |
|---|---|
| 始業・終業時刻 | 給与の額 |
| 休暇 | 給与の計算および支払方法 |
| 休日 | 昇給 |
| 休憩 | 退職手当 |
| 服務規律 | 懲戒 |
| 解雇事由 | 表彰 |
| 休職 | 安全衛生 |
| 災害補償 | 退職に関すること |
| | ……など |

**就業規則に関する4つの義務**

①常時10人以上のスタッフを使用する医院は就業規則を作成する義務
②就業規則を作成した場合は、スタッフ代表から意見を聴取しなければならない義務
③就業規則作成後には、所轄労働基準監督署長に届け出なければならない義務
④作成した就業規則を、スタッフに周知しなければならない義務

# 第2章

# 勤務時間・休憩・休日・休暇に関する留意点

## 7 残業は何時間までさせてもよいのか？

　経営上の諸条件から、思うようにスタッフ数を増やすことができない歯科医院では、患者数が増え忙しくなってくると、現に在籍しているスタッフに残業させて、なんとか乗り切ろうとします。
　では、この残業というのは、残業代さえ支払えば無制限にさせてもよいものなのでしょうか。
　労働基準法では、原則的として「１週40時間（スタッフ数が常時10人未満の歯科医院は44時間）」「１日８時間」を超えてスタッフを勤務させてはならないという考え方になっています。つまり、この時間を超えて勤務をさせることとなる残業というのは、あくまでも労働基準法の例外規定という位置づけです。
　この例外として認められる残業をスタッフにさせるには、まずはスタッフの過半数で組織された労働組合、そのような労働組合がない場合にはスタッフの過半数を代表する者と「時間外労働および休日労働に関する書面による協定」を締結しなければなりません。この書面による協定のことを「３６（サブロク）協定」といっています。
　この３６協定の中に、残業を命ずることがある場合の事由と、残業を命ずることができる時間数について定め、所轄労働基準監督署に届け出ることによって、はじめて例外的に残業を命ずることができることになります。
　３６協定の中で、残業は１日に２時間までしか命ずることができない旨の定めをしていれば、１日２時間を超える残業命令はできません。たとえ残業代を支払っていたとしても、３６協定の定めを超える残業命令は、労働基準法違反が問われることになってしまいます。

第2章 勤務時間・休憩・休日・休暇に関する留意点

```
歯科医院 ←36協定→ スタッフ代表
         ↓
36協定に定める内容
①残業を命ずる必要のある具体的事由
②残業を命ずる必要のある業務の種類
③残業を命ずる必要のあるスタッフ数
④1日および1日を超える一定期間について残業を命ずることができる時間数
⑤協定の有効期間
         ↓
協定を所轄労働基準監督署長に届け出る
         ↓
1週40時間（44時間）、1日8時間を超えて勤務させても労働基準法違反とはならない
```

36協定を締結した場合でも、厚生労働大臣が定める基準による残業時間の上限が設けられていますので、無制限に残業を命ずるわけにはいかない。

### 36協定に定めることができる残業の上限時間

|  | 1週間 | 2週間 | 4週間 | 1ヵ月 | 2ヵ月 | 3ヵ月 | 1年 |
|---|---|---|---|---|---|---|---|
| 時間数 | 15 | 27 | 43 | 45 | 81 | 120 | 360 |

## 8 1日10時間勤務とすることは可能か？

　労働基準法では「1週40時間」「1日8時間」を超えてスタッフを勤務させてはならないことになっています。ただし、歯科医院のように保健衛生業を営んでおり、かつスタッフ数が常時10人未満である場合には、この勤務時間数の上限に特例が設けられています。1日の勤務時間数の上限が8時間であることに変わりはないのですが、1週間については44時間まで勤務させることが可能であるとされています。なお、ここでいう1日8時間とか、1週44時間というのは、いわゆる所定内勤務時間数のことですので、残業時間は除きます。

　では、残業以外で1日につき10時間勤務させることは認められないということなのでしょうか。たとえば、月曜日から木曜日までの4日間について、毎日9：00～21：00（休憩60分）の11時間の勤務をさせ、金曜日から日曜日までを休みとした場合、1週間の勤務時間数は11時間×4日＝44時間となりますので、スタッフ数が10人未満の場合は適法となりますが、1日については8時間を超えてしまいます。これでは、労働基準法違反となってしまいます。

　このような勤務形態を適法に運用するための制度が「変形労働時間制」です。変形労働時間制には、1週間単位、1ヵ月単位、1年単位など、いくつかの種類がありますが、上記のようなケースの場合には「1ヵ月単位の変形労働時間制」を適用することになります。

　この「1ヵ月単位の変形労働時間制」とは、1ヵ月間を平均して1週間あたりの勤務時間数が40時間（スタッフ数10人未満の場合は44時間）以内であれば、1日8時間を超えて勤務させることができるという制度です。

## 第2章 勤務時間・休憩・休日・休暇に関する留意点

> ★１ヵ月間の歴日数31日の月の場合
> 
> 月間の総勤務時間数＝
> ３１日÷７日×44時間(スタッフ数10人未満の場合)＝<u>194時間51分</u>
> 
> １ヵ月間の総勤務時間数が、194時間51分以内になるのであれば、１日の所定勤務時間数が８時間を超えても、また１週間につき44時間（40時間）を超えても労働基準法違反は問われず、また残業代の支払義務も生じない。

> 変形労働時間制を適用した場合、１日もしくは１週間における勤務時間数は長く設定できるが、１ヵ月間における総勤務時間数が増えることにはならない。１日の勤務時間数を長く設定することになった分だけ、１ヵ月間における勤務日数は減らさなければならない場合もある。
> ＜例＞１ヵ月間の歴日数31日の月の場合（スタッフ数10人未満）
> 　　　　194時間51分÷10時間＝<u>19日</u>
> １ヵ間に19日間までしか勤務させることができず、残りの12日間は休日としなければならない。

１ヵ月単位の変形労働時間制を適用するには、<u>就業規則（もしくはそれに準ずるもの）にその旨を定めるか、あるいは労使協定の締結が必要</u>

> **就業規則等の定め方の例**
> 
> （変形労働時間）
> 第○条　労働時間は、毎月１日を起算日とする１ヵ月単位の変形労働時間制によるものとする。労働時間は次のとおりとし、班区分は各月がはじまる１週間前までに各スタッフに通知する。
> 　　Ａ班　月・水・木・金　　９時00分～20時00分（休憩60分）
> 　　　　　土　　　　　　　　９時00分～13時（休憩０分）
> 　　Ｂ班　月・木・金・土　　９時00分～20時00分（休憩60分）
> 　　　　　水　　　　　　　　９時00分～13時（休憩０分）

## 9 忙しくて休憩時間を与えることができないときは？

　長時間連続しての勤務は、スタッフの心身に疲労を蓄積させるばかりでなく、作業能率や集中力を低下させるとともに、事故発生の危険性を高める結果ともなります。そのため労働基準法では、スタッフが労働の義務から解放される時間、つまり休憩時間を、勤務時間の途中に設けることを医院側の義務として定めています。

　会社などでは、正午から午後1時の昼食時間帯を休憩時間として設定していますが、この時間帯を休憩時間としなければならないということではありません。休憩時間は「勤務時間の途中」に設けられていればよいとされていますので、患者さんの来院数の多い昼食時間帯を避け、午後2時から休憩時間を設けるといったことも可能です。

　なお、勤務時間数の長さにあわせて、一定時間以上の休憩時間を設けることが義務づけられていますが、休憩時間を一括して与えなければならないということまでは要求されていません。したがって、休憩時間を分割して与えても、合計の休憩時間が45分（ないしは60分）以上あれば足りることとなります。

　ただし、だからといってどのように分割してもよいということにはなりません。そもそも休憩時間というのは、労働から完全に解放され、スタッフが自由に利用することができる時間のことをいいます。休憩時間が5〜6分程度とごく短い場合には、持ち場を離れるようなことができず、その時間をスタッフが自由に利用することが事実上制約されていることとなり、労働から完全に解放されているとは認められません。休憩時間を分割して与える場合であっても、労働からの完全な解放状態と認められるに足る十分な時間があることが必要です。

> **休憩時間の長さ**
> ①その日の勤務時間数が6時間を超える場合には少なくとも45分
> ②その日の勤務時間数が8時間を超える場合には1時間

　ここでは「6時間を超える場合は少なくとも45分」とされていますので、所定勤務時間が6時間ちょうどの場合には、休憩時間を与えなくてもいいということです。また、8時間ちょうどの場合にも45分間の休憩時間が与えられていれば問題ありません。

　ただし、1日の所定勤務時間が8時間以下のため、休憩時間を45分としている場合であって、残業をしたことによりその日の実勤務時間数が8時間を超えるようなときは、勤務時間の途中でさらに15分の休憩時間を与えなければならないことになります。

> **休憩時間の原則**
> 休憩時間は、
> ①勤務時間の途中に、
> ②(一斉に与え、)
> ③自由に利用させなければならない。
>
> ただし、歯科医院のような保健衛生業については、②の一斉付与の原則が適用除外となっている。

> 休憩時間は、必ず設けなければならないとされている。どんなに忙しくても、休憩時間を与えずに働かせていると、労働基準法違反に問われることになってしまう。手の空いた時間を見計らって、分割してでも定められた時間数分の休憩時間を付与しなければならない。

## 10 スタッフの1日の拘束時間数の限度は？

　オフィス街などにクリニックを構えている歯科医院では、患者さんはビジネスマンやＯＬが多く、そういった患者さんの通ってきやすい時間に合わせて、医院の診療時間を定めているケースもけっこうあります。
　たとえば、お昼の休憩時間帯にも患者さんが通えるように、午前の診療時間は午前10時から午後2時までとし、また仕事が終わった後にも通ってもらえるように、午後の診療時間は午後4時30分から午後8時までとするといったケースです。

　では、このような診療時間を定めた場合に、この診療時間帯に合わせ、たとえばスタッフの勤務時間を午前9時45分から午後8時15分までとし、途中休憩時間を午後2時から4時30分までとするといったことは可能なのでしょうか。
　このケースでは、1日の勤務時間数は、前半が4時間15分となり、後半が3時間45分ですので合計8時間となり、労働基準法違反とはなりません。
　ただし、途中に休憩時間が2時間30分設けられていることによって、1日の拘束時間は10時間30分になってしまいます。
　実は、労働基準法では、この拘束時間についての規制は何ら定められておりません。休憩時間についても、少なくとも45分もしくは60分以上の休憩時間を設けるよう義務づけられていますが、何時間以上与えてはならないといった規制は設けられていません。
　つまり、上記ケースのように、所定勤務時間数が8時間以内となっ

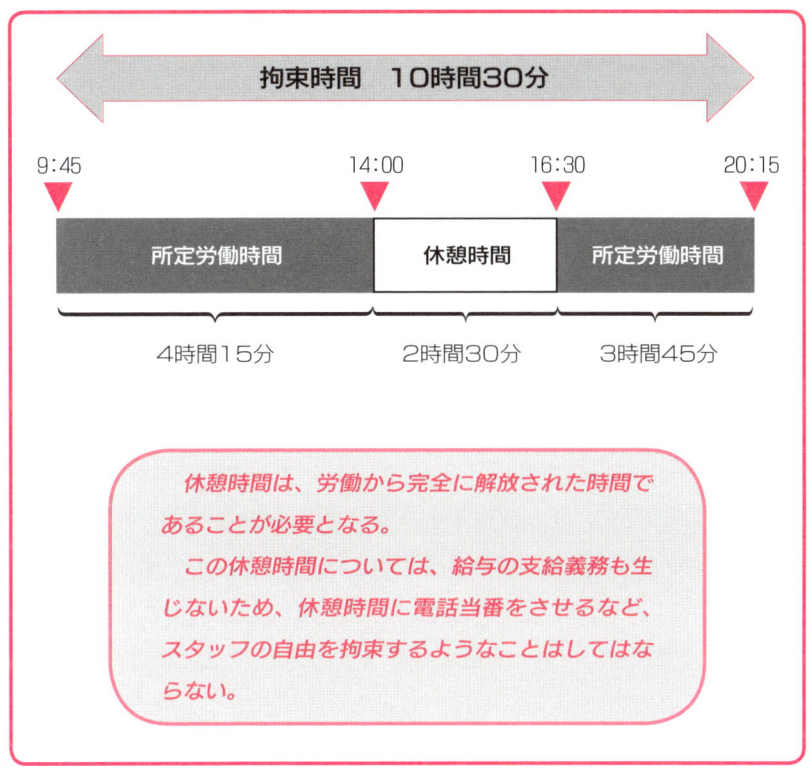

ており、かつ勤務時間の途中に60分以上の休憩時間が設けられていれば、1日の拘束時間を10時間30分に設定することも可能ということになります。

ただし、スタッフの使用者である医院は、スタッフの健康に配慮する義務を負います。

拘束時間の長さについては法的な制限はないとはいっても、拘束時間が長くなることによって、スタッフが家での休息時間を満足に得ることができず、心身の疲労回復が十分にはかれないといったことにならないようにしなければなりません。

## 11 休日は週に2日与えなければならないか？

　いまや官公庁をはじめとして、多くの企業でも週休2日は当たり前となっています。歯科医院においても、週に2日の休診日を設けている例が多いのではないでしょうか。そうはいっても、患者さんのニーズに応えるためには、休診日を週1日だけにしたいと考えられている院長先生も中にはおられると思います。

　では、そもそもスタッフの休日は、週に2日間与えなければならないものなのでしょうか。

　「休日」というのは、就業規則や雇用契約などで、あらかじめ労働する義務がないと定められた日のこと。この休日について、労働基準法では少なくとも週に1日与えなければならないと定めています。この労働基準法にもとづいて与える週1日の休日のことを「法定休日」といい、これ以外に与える休日のことを「所定休日」と呼んでいます。

　つまり、毎週1日の「法定休日」が与えられているのであれば、これ以外に「所定休日」を与えなくても法違反にはなりませんので、必ずしも週休2日制としなくてもかまわないということになります。

　ただし、労働基準法では「1週40時間（スタッフ数10人未満は44時間）」「1日8時間」を超えて、所定勤務時間を設定することはできないことになっています。週休1日制の下で、1日の所定勤務時間を8時間としてしまうと、1週間の所定勤務時間は8時間×6日＝48時間となり、1週40時間（44時間）を超えるため法違反となってしまいます。週休1日制とするのであれば、1日の所定勤務時間数を短く設定するなどし、1週間の所定勤務時間数が40時間（44時間）以内に収まるようにしなければなりません。

第2章　勤務時間・休憩・休日・休暇に関する留意点

**スタッフ数が常時10人未満の場合**

| | 日 | 月 | 火 | 水 | 木 | 金 | 土 |
|---|---|---|---|---|---|---|---|
| 所定勤務時間数 | 休 | 8 | 8 | 8 | 8 | 8 | 8 |
| | \multicolumn{7}{c}{48} |

| | 日 | 月 | 火 | 水 | 木 | 金 | 土 |
|---|---|---|---|---|---|---|---|
| 所定勤務時間数 | 休 | 8 | 8 | 8 | 8 | 8 | 8 |
| | 48 ||||||||

1週に1日の休日が確保できているが、1週間の所定勤務時間数が法定勤務時間数である44時間を超えているため、労働基準法違反となってしまう。

| | 日 | 月 | 火 | 水 | 木 | 金 | 土 |
|---|---|---|---|---|---|---|---|
| 所定勤務時間数 | 休 | 8 | 8 | 8 | 8 | 8 | 4 |
| | 44 ||||||||

1週に1日の休日が確保できており、かつ1週間の所定勤務時間数も法定勤務時間数である44時間以内に収まっているため、労働基準法に適合している。

**休日についてのポイント**

①毎週1日以上の休日を与えていれば、それ以外に国民の祝日を休日とすることや週休2日制といったことは強制されない。
②スタッフによって異なった日に休日を与えてもかまわない。
③1週間の中で何曜日を休日としてもかまわない。
④週によって休日の曜日が異なってもかまわない。
⑤休日は、原則として暦日（0時から24時まで）で与えなければならない。

## 12　代休を与えれば休日出勤手当の支給は不要か？

　「振替休日」と「代休」という言葉は、皆さんよく耳にされると思います。
　どちらも休日に勤務をさせる代わりに他の日に休みを与えるという、同じ意味を持っているようですが、実はそれぞれその法的性質は異なるものとなっています。

　まず「振替休日」というのは、休日と所定勤務日とを、あらかじめ入れ替えてしまうことをいいます。ですから、振替休日を実施した場合は、勤務した休日は所定勤務日に変更されるため、休日に勤務したことにはなりません。したがって、振替休日の場合は、休日に勤務したという事実がなくなるため、休日勤務に対する割増賃金の支払いも不要となります。
　これに対し、「代休」は、休日に勤務した代わりとして、所定勤務日の労働義務を免除するだけのものとなります。代休を与えても、休日に勤務したという事実が消えることはありません。そのため、代休の場合は、勤務した休日が法定休日であれば、その日の休日勤務に対する割増賃金の支払義務も生ずることになります。
　そう考えますと、休日の当番医に当たったために、スタッフにも勤務させる必要が生じた場合であっても、できることなら振替休日とし、割増賃金の支給は抑えたい、という気持ちになるのも無理からぬことです。
　この振替休日を実施するためには、次のことが絶対条件となっていますので、よく踏まえたうえで実施してください。

第2章 勤務時間・休憩・休日・休暇に関する留意点

**振替休日実施の要件**

①就業規則もしくはこれに準ずるものに、振替休日を実施する場合があるということを定めておくこと
②振り替えるべき日を事前に特定すること（出勤させる休日の遅くとも前日までに、出勤させる休日の代わりにどの日を休日とするかをあらかじめ指定することが必要）

〔振替休日〕

| 日 | 月 | 火 | 水 | 木 | 金 | 土 | 日 | 月 | 火 |
|---|---|---|---|---|---|---|---|---|---|
| 休み | 勤務 | 勤務 | 休み | 勤務 | 勤務 | 勤務 | 休み | 勤務 | 勤務 |

| 日 | 月 | 火 | 水 | 木 | 金 | 土 | 日 | 月 | 火 |
|---|---|---|---|---|---|---|---|---|---|
| 勤務 | 勤務 | 勤務 | 休み | 休み | 勤務 | 勤務 | 休み | 勤務 | 勤務 |

日曜日の休日が当番医に当たったため、あらかじめ日曜日の休日を木曜日の所定勤務日と入れ替える。この場合、日曜日の勤務は所定勤務日の勤務となるため、休日勤務に対する割増賃金の支給義務は生じない。

〔代　休〕

| 日 | 月 | 火 | 水 | 木 | 金 | 土 | 日 | 月 | 火 |
|---|---|---|---|---|---|---|---|---|---|
| 休み | 勤務 | 勤務 | 休み | 勤務 | 勤務 | 勤務 | 休み | 勤務 | 勤務 |

日曜日の休日と木曜日の所定勤務日とを入れ替えないまま、日曜日に勤務を命ずる。

| 日 | 月 | 火 | 水 | 木 | 金 | 土 | 日 | 月 | 火 |
|---|---|---|---|---|---|---|---|---|---|
| 勤務 | 勤務 | 勤務 | 休み | 休み | 勤務 | 勤務 | 休み | 勤務 | 勤務 |

日曜日の休日が当番医に当たったため勤務を命じた代償として、所定勤務日である木曜日の勤務を免除する。この場合、日曜日に勤務した事実は残るため、休日勤務に対する割増賃金の支給義務が生ずる。

## 13　年次有給休暇の申し出を拒むことはできないか？

　クリニックの規模の大小にかかわらず、スタッフが急に休みをとることによって、他のスタッフに過度に負担がかかったり、予定していた患者さんの診療ができなくなるなど、医院の運営に支障が生ずることもあると思います。
　このような場合に、スタッフから申し出られた年次有給休暇（年休）の取得を認めないとすることは可能なのでしょうか。

　年休というのは、労働基準法でスタッフに対する付与が義務づけられているものです。一定の要件（出勤率および継続勤務期間）を満たしたスタッフから年休を取得したいとの申し出があった場合には、医院側はこれを与えないとすることはできません。
　もともと年休は、スタッフの心身疲労回復を目的として設けられた制度ですが、年休の取得理由によって、年休の利用を制限したりすることもできないことになっています。どのような理由であっても、スタッフは年休を取得することが可能なのです。
　また、スタッフ側には、年休を取得する日を指定する権利（時季指定権）も認められています。医院側は、スタッフから指定された日に年休を取得させなければなりません。
　ただし、スタッフが指定した日に年休を与えてしまうと、医院の正常な運営を妨げるといった場合には、例外が認められています。年休を与えないとすることはできませんが、スタッフが指定した日ではなく、他の日に取得するように命ずることができるというものです。これが年休の「時季変更権」と呼ばれているものです。

## 年休の取得要件

①雇い入れの日から6ヵ月間継続して勤務していること
②全労働日の8割以上出勤していること

> この要件を満たせば、たとえ1週につき1日しか勤務しないようなパートタイマーであっても、年次有給休暇は発生する。

## 年休の付与日数

| 週所定勤務時間 | 週所定勤務日数 | 1年間の所定勤務日数 | 継続勤務期間 ||||||| 
|---|---|---|---|---|---|---|---|---|---|
| | | | 6ヵ月 | 1年6ヵ月 | 2年6ヵ月 | 3年6ヵ月 | 4年6ヵ月 | 5年6ヵ月 | 6年6ヵ月以上 |
| 30時間以上 || | 10日 | 11日 | 12日 | 14日 | 16日 | 18日 | 20日 |
| 30時間未満 | 5日以上 | 217日以上 | | | | | | | |
| | 4日 | 169〜216日 | 7日 | 8日 | 9日 | 10日 | 12日 | 13日 | 15日 |
| | 3日 | 121〜168日 | 5日 | 6日 | 6日 | 8日 | 9日 | 10日 | 11日 |
| | 2日 | 73〜120日 | 3日 | 4日 | 4日 | 5日 | 6日 | 6日 | 7日 |
| | 1日 | 48〜72日 | 1日 | 2日 | 2日 | 2日 | 3日 | 3日 | 3日 |

## 医院側の時季変更権の行使が認められる場合

単に「忙しい」という理由だけでは、時季変更権の行使は認められていない。

- 特別に繁忙となる具体的理由がある場合
  → 医院主催のイベントがあり多数の来賓がある
  → 異常な事態の発生が予想され特別な対応が求められる……など
- 代替要員の確保が困難な場合
  → すでに他のスタッフに休暇を承認済みで、勤務可能な人数が限られる
  → 風邪の流行など欠勤者が多く生じている……など
- 重要な用務がある場合
  → 官公庁の監査等が入る日の担当者
  → 手術が入っている日の担当歯科医師……など

## 14　退職するスタッフが年次有給休暇をまとめて請求したら？

　年次有給休暇は、スタッフの心身の疲労を回復させ、労働力の維持培養をはかることを目的として与えられる休暇です。
　そのことから考えると、すでに退職することが決まっているスタッフについては、将来に向かっての労務の提供はないわけですから、年休を与える必要はないのではないか、と思われるかもしれません。
　しかし、スタッフにとって与えられている年休の権利は、たとえすでに退職を申し出ている場合であったとしても、実際に退職の効力が生ずるまでの間は、当然に行使できるものであるとされています。使用者である医院は、退職を予定していることを理由に、スタッフが年休の権利を行使することを拒否できません。

　なお、使用者には、年次有給休暇の時季変更権が認められていますので、医院の正常な運営を妨げる場合であれば、退職日までの間において年休を与える時季を変更することは可能です。ただし、退職予定者の場合は、退職日までの期間がほとんどないこともあり、時季変更権の行使は難しいと考えられます。
　たとえば、退職を予定しているスタッフが、年休の残余日数を取得することを見込んで退職日を決め、残余分を一括請求してくるような例なども、よくみられることです。
　この場合は、時季変更権を行使する余地がありません。この場合は、請求されたとおりに年休を与えなければならない、ということになります。

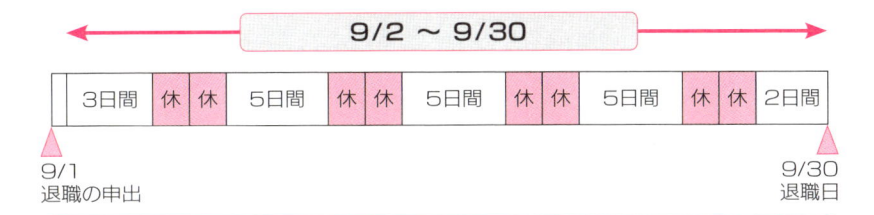

第2章　勤務時間・休憩・休日・休暇に関する留意点

```
         ┌─────── 9/2 ～ 9/30 ───────┐
◄────────┴───────────────────────────┴────────►
│ 3日間 │休│休│ 5日間 │休│休│ 5日間 │休│休│ 5日間 │休│休│ 2日間 │
▲                                                            ▲
9/1                                                         9/30
退職の申出                                                   退職日
```

9／1に9／30をもって退職する旨の申し出があり、同時に翌9／2から退職日である9／30までの間にある20日間の勤務日のすべてについて、年休を取得したい旨の申し出があった場合であっても、これを拒否することはできない。

⬇

- 年休を買い上げることを条件として、スタッフから申し出のあった年休を与えないとすることはできない。
- スタッフの年休を拒否することはできない。
- 退職予定日までの範囲内であれば、時季変更権を行使することはできる（退職予定日を超えて時季変更権を行使することはできない）。

　就業規則等に次のような定めを設けておき、日頃からスタッフの意識を喚起しておきたいものです。

**（自己都合退職）**
**第○○条**　スタッフは、自己の都合により退職しようとするときは、退職しようとする日の30日前までに、退職願を提出し、退職の承認を得なければならない。
2　退職の際は、退職日まで引き継ぎを万全にするため、最低限、前項の期間は従前の職務に服さなければならない。
3　年次有給休暇の取得を希望する者は、前項を考慮し、余裕のある退職日の希望設定をしなければならない。

## 15 生理休暇は必ず与えなければならないか?

　歯科衛生士など、女性スタッフが多い歯科医院では、女性スタッフ特有の労務管理にも注意を払う必要があります。

　たとえば、女性スタッフだけに認められる休暇として、生理休暇があります。生理休暇は「生理日に労働することが著しく困難な女性が請求したとき」には、必ず与えなければならないものとして、労働基準法によって付与が義務づけられているものです。

　生理期間中の苦痛の程度には個人差がありますので、休暇を取らなくても通常どおり就業できる人もいれば、数日間は休暇を取らざるを得ないほどの苦痛をともなう人もいます。

　毎月数日間にわたって生理休暇を取得するからといって、そのことに対して、何らかの不利益を課すようなことはできません。また、たとえば生理休暇の取得は「1ヵ月間に2日まで」とか「1年間に6回まで」というような制限を設けることもできないことになっています。つまり、本人から請求があった範囲の休暇を与えなければならないということです。

　なお、生理期間中の就労が著しく困難であるかどうかについては、主観的なものですので、本人の申し出によって認知するほかありません。生理休暇の請求日数が多すぎるなどの疑いをもつ場合であっても、医師の証明書の提出を求めるなどといったことをしてしまうと、休暇を取りづらくする可能性もあり、生理休暇制度の趣旨が損なわれることになりかねませんので、行うべきではないとされています。

　たとえ生理休暇の請求内容に疑問のあるときであっても、同僚の証言程度の簡単な証明などの方法によることが望まれます。

**労働基準法**
**第68条** （生理日の就業が著しく困難な女性に対する措置）
　使用者は、生理日の就業が著しく困難な女性が休暇を請求したときは、その者を生理日に就業させてはならない。

↓

苦痛の程度は本人でなければ判断できないため、女性スタッフ本人の申し出にもとづき与えなければならない。

**取得日数に上限を設けるなどの措置は不可**

↓

ただし、その間を「有給」とするか「無給」とするかについての法的制限はない。

**医院が就業規則等に定めるところにより決めることができる**

〔規定例〕
・生理休暇は無給とする。
・生理休暇のうち、毎月1日は有給とし、それを超えて取得する場合は無給とする。
・生理休暇のうち、1年（1月1日から12月31日まで）に6日までは有給とし、それを超えて取得する場合は無給とする。
　……など

## 16 産前産後休業取得を機に辞めてもらうことはできるのか？

　2008年秋のリーマン・ショック後、企業の「内定切り」と並んで「産休切り」「育休切り」が問題視されました。会社に妊娠した旨を告げた途端に解雇された、産前産後休業を取得中に解雇を通告された、育児休業の取得を申請したら契約を打ち切られたなどが相次いだのです。

　このような問題を受け、厚生労働省は2009年3月に「現下の雇用労働情勢を踏まえた妊娠・出産、産前産後休業および育児休業等の取得等を理由とする解雇、その他不利益取扱い事案への厳正な対応等について」という通達を示し、妊娠または出産したこと、産前産後休業または育児休業等の申し出をしたことや取得したことなどを理由として、解雇その他不利益な取扱いをすることは法律で禁止されている旨を改めて周知し、その遵守を徹底するよう呼びかけています。

　そもそも産前産後休業は、労働基準法において使用者である医院に付与が義務づけられている休業となっています。産前6週間（多胎妊娠の場合は14週間）以内の女性スタッフが休業を請求した場合には、使用者である医院は、その女性スタッフを就業させてはなりません。また、産後8週間を経過していない女性スタッフについては、本人からの請求の有無にかかわらず、原則としてその間は就業させることができません（ただし、産後6週間を経過した者から請求があった場合には、医師が支障ないと認めた業務に就かせることは可能です）。

　この労働基準法の定めにしたがわずに、適正に産前産後休業を付与していなかったり、または産前産後休業取得を理由としてスタッフを解雇するようなことがあると、労働基準法違反としての罰則が適用されたり、医院名が公表されることもあり得ます。

## 男女雇用機会均等法における母性健康管理の措置

(1) 保健指導または健康診査を受けるための時間の確保

女性スタッフが妊産婦のための保健指導または健康診査を受診するために必要な時間を確保することができるようにしなければならない。

(2) 指導事項を守ることができるようにするための措置

妊娠中および出産後の女性スタッフが、健康診査等を受け、医師等から指導を受けた場合は、その女性スタッフが受けた指導を守ることができるようにするために、勤務時間の変更、勤務の軽減など、必要な措置を講じなければならない。

※指導事項を守ることができるようにするための措置

○妊娠中の時差通勤、勤務時間の短縮などの措置
○妊娠中の休憩時間の延長、休憩回数の増加などの措置
○妊娠中または出産後の症状等に対応する作業の制限、休業などの措置

## 労働基準法における母性保護規定

(1) 産前・産後休業

産前6週間（多胎妊娠14週間）＜女性が請求した場合に限る＞
産後8週間＜女性を就業させることはできない＞（産後6週間を経過後に本人が請求し、医師が支障ないと認めた業務については、就業可能）

(2) 妊婦の軽易業務転換

妊娠中の女性が請求した場合には、他の軽易な業務に転換させなければならない。

(3) 妊産婦等の危険有害業務の就業制限

妊産婦等を妊娠・出産・哺育等に有害な業務に就かせることはできない。

(4) 妊産婦の時間外労働・休日労働・深夜業の制限

妊産婦が請求した場合には、時間外労働・休日労働、または深夜業をさせることはできない。

(5) 妊産婦に対する変形労働時間制の適用制限

変形労働時間制適用下であっても、妊産婦が請求した場合には、1日および1週間の法定時間を超えて労働させることはできない。

(6) 育児時間

生後満1年に達しない生児を育てる女性から請求があった場合には、1日2回それぞれ少なくとも30分の育児時間を与えなければならない。

## 17 産前産後休業中も給与は支給しなければならないのか？

　女性スタッフから産前産後休業の申し出があった場合には、その取得を拒むことができないとしても、産前産後休業期間中の給与を支給しないということは可能なのでしょうか。

　産前産後休業は、出産予定日前6週間（多胎妊娠の場合は14週間）について本人が希望した期間、および出産後（分娩日の翌日から）8週間（ただし、出産後6週間を経過した者から請求があり、医師が支障ないと認めた業務に就かせることは可能）について付与が義務づけられている休業です。実際の出産日が予定日を過ぎた場合でも、出産日までは産前休業扱いとなります。

　この産前産後休業中の給与については、法令上の取り決めはありません。産前産後休業期間中は実際に勤務をしていないのですから、その間の給与を支給しないこととしても、何ら問題はないということになります。なお、健康保険に加入しているスタッフであれば、この間に医院から給与が支給されていなくても、健康保険から出産手当金を受け取ることができます。出産手当金は、加入している健康保険組合によって多少の差はあると思いますが、通常の給与の約6割程度の額が支給されることになっています。

　ただし、この出産手当金は、医院側から給与の一部が支給されている場合は、その分が控除された額しか支給されなくなってしまいます。そのため、健康保険に加入しているのであれば、医院側から6割に満たない額の給与を支給するよりも、いっそうのこと無給とし、その代わりに健康保険から出産手当金を受け取ってもらうようにしたほうが得策です。

## 出産手当金（協会けんぽの場合）

出産手当金は、健康保険に加入しているスタッフが出産のため仕事を休み、医院からの給与が受けられないときに支給されるもの。これは、スタッフやその家族の生活を保障し、安心して出産前後の休養ができるようにするために設けられている制度。

出産手当金は、出産の日（実際の出産が予定日後のときは出産の予定日）以前42日目（多胎妊娠の場合は98日目）から、出産の日の翌日以後56日目までの範囲内で医院を休んだ期間について支給される。ただし、休んだ期間にかかる分として、出産手当金の額より多い給与が支給される場合は、出産手当金は支給されない。

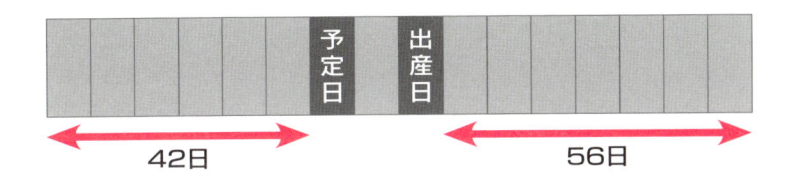

### ①出産が予定より遅れた場合

- 予定日より遅れて出産した場合は支給期間が、出産予定日以前42日（多胎妊娠の場合は98日）から出産日後56日の範囲内となっているので、実際に出産した日までの期間も支給されることになる。たとえば、実際の出産が予定より4日遅れたという場合は、その4日分についても出産手当金が支給される。

### ②支給される金額

- 出産手当金は、1日につき標準報酬日額の3分の2に相当する額が支給される。
- 仕事を休んだ期間について、医院から給与を受けられる場合は、その給与の額を控除した額が出産手当金として支給される。

## 18 スタッフ数が少ないことを理由に育児休業を拒否できるのか？

　育児休業とは、スタッフが1歳（保育所に入所できないなどの場合は1歳6ヵ月）に満たない子を養育するための休業です。

　育児休業は、育児・介護休業法（「育児休業、介護休業等育児又は家族介護を行う労働者の福祉に関する法律」）という法律でスタッフに取得する権利を認めているものです。医院内に育児休業取得に関する規則が定められていないからといって、スタッフからの育児休業取得の申し出を拒むようなことはできません。

　また、育児休業は産前・産後休業とは異なり、男性スタッフも取得できることになっています。たとえば、男性スタッフの配偶者が勤めている企業で育児休業を取得しているような場合でも同様です。父母ともに、同時期に育児休業を取得することも可能なのです。このように父母ともに休業を取得する場合は、対象となる子が1歳2ヵ月に達するまでの間における1年間について、育児休業を取得することが可能となります。

　この育児休業は、どんな状況下であっても、スタッフから申し出があった場合には取得させなければならないものなのでしょうか。

　スタッフ数が少ないとか、繁忙期であるとかいった理由で、スタッフの育児休業取得を拒むようなことは、育児・介護休業法違反となってしまいます。とはいっても、少ない人数でやりくりしている医院にとっては、スタッフが1人でも欠けるとその影響は少なくはありません。そこで、スタッフには、産前産後休業に入る前のなるべく早い時期に、育児休業取得予定の有無を申し出てもらうよう促すなどし、早めに人員計画を立てられるようにしていくことが望まれます。

第2章 勤務時間・休憩・休日・休暇に関する留意点

**育児休業の対象者**

● 原則として1歳に満たない子を養育するスタッフ(男女)

● 期間を定めて雇用されているスタッフのうち<u>一定の要件を満たす者</u>

①同医院に引き続き雇用された期間が1年以上であること
②子が1歳になる日を超えて引き続き雇用されることが見込まれること(子が1歳に達する日から1年を経過する日までに雇用関係が終了することが明らかな場合を除く)

**育児休業の対象とならない者**

● 日々雇用されるスタッフ

● 労使協定により育児休業を取得できないこととして定められた<u>一定の範囲のスタッフ</u>

③同医院に引き続き雇用された期間が1年未満である者
④同医院での1週間における所定勤務日数が2日以内である者
⑤休業の申し出から1年以内に雇用関係が終了することが明らかな者

　ちなみに、この育児休業中の給与は支給しないこととしてもかまいません。スタッフが雇用保険に加入しているようであれば、無給の間は、雇用保険から育児休業給付金(給与の約5割相当額)が受けられることになります。

## 19 育児中のための短時間勤務制度は設けなければならないのか？

　育児・介護休業法は、仕事と家庭の両立ができる働き方の実現を目指し、何度かの改正が重ねられております。
　平成24年7月からは、スタッフ数が少ない事業場についても「育児のための短時間勤務制度」の導入が義務づけられるようになりました。3歳に満たない子を養育するスタッフについて、スタッフが希望すれば利用できる「短時間勤務制度」を設けなければならないというものです。
　この短時間勤務制度は、就業規則に規定するなど、医院内で制度化されていることが必要であるとされています。ですから、「スタッフから希望があった場合にはそのときに考えよう」ではダメだということです。

　また、この短時間勤務制度は、1日の所定勤務時間を原則として6時間とする措置を含まなければならないとされていますので、所定勤務時間が8時間であるスタッフについて、1時間しか勤務時間の短縮を認めないということもできません。
　ただし、1日の所定勤務時間が6時間まで短縮できる制度を設けていれば、その他に7時間勤務、6.5時間勤務なども同時に設けておき、どの勤務時間とするかは、スタッフ本人の選択にゆだねるということは可能です。
　もちろん、男性スタッフであっても、短時間勤務制度は適用されますので、3歳に満たない子を養育する男性スタッフから申し出があった場合には、これを認めなければならないことになります。

## 短時間勤務制度の対象となる者

- 3歳未満の子を養育するスタッフであって、短時間勤務をする期間に育児休業をしていないこと。
- 1日の所定勤務時間が6時間以下でないこと。
- 労使協定により対象外とされたスタッフでないこと。

## 労使協定を締結することにより短時間勤務制度の対象外とすることができる者

- 同医院に引き続き雇用された期間が1年未満である者
- 同医院での1週間における所定勤務日数が2日以内である者

> 平成24年7月1日から、これまで適用が猶予されていた以下の制度がスタッフ数10人以下の医院にも適用される。

### ① 短時間勤務制度（所定労働時間の短縮措置）

- 事業主は、3歳に満たない子を養育するスタッフについて、スタッフが希望すれば利用できる、短時間勤務制度（1日6時間）を設けなければならない。短時間勤務制度は、就業規則に規定されるなど、制度化された状態になっていることが必要である。

### ② 所定外勤務の制限

- 3歳に満たない子を養育するスタッフが申し出た場合には、事業主は、所定勤務時間を超えて労働させてはならない。

### ③ 介護休暇

- 要介護状態にある対象家族の介護その他の世話を行うスタッフが申し出た場合は、対象家族が1人であれば年に5日まで、2人以上であれば年に10日まで、1日単位で休暇を付与しなければならない。

## 20 当日に看護休暇の取得を申し出た場合も認めるのか？

　働く女性の育児休業の取得率は約9割となっています。
　しかし、その裏で育児休業を取らず、妊娠や出産を機に仕事を辞めてしまう女性も7割に上るといわれています。どんなに法律で育児休業などの制度を設けたとしても、実際には仕事と子育ての両立は容易なことではないのでしょう。
　このような現状を踏まえ、育児・介護休業法では、育児休業のみならず、子育て中も仕事を続けられやすい環境を整備するために、事業主である医院が守るべき義務などを定めています。
　看護休暇もそのひとつです。
　看護休暇は、小学校就学前の子を養育するスタッフ（男女を問わず）が、負傷または病気にかかった子の世話をするために取得することのできる休暇です。
　看護休暇は、1年間につき「5日間」までの取得が認められています。小学校就学前の子ども2人以上いる場合には、1年間につき「10日間」まで取得可能です。
　看護休暇制度は、子が病気やケガをし、親の世話を必要とするその日に、親であるスタッフに休暇の権利を保障するための制度となっています。そうした制度の趣旨から、休暇取得当日の電話による看護休暇取得の申し出も可能であるとされています。
　医院側は、スタッフから看護休暇取得の申し出があった場合には、これを拒むことはできません。医院の規模が小さいからとか、業務が忙しいからという理由があったとしても、看護休暇を取得させないことは育児・介護休業法違反となってしまいます。

## 子の看護休暇制度

- 小学校就学前の子を養育するスタッフは、医院に申し出ることにより、1年間において5日（小学校就学前の子が2人以上いる場合には、1年間に10日を限度として）子の看護休暇を取得することができる。
- 日々雇い入れられているスタッフおよび、労使協定により定められた一定のスタッフは子の看護休暇を取得することができない（同医院での1週間における所定勤務日数が2日以内である者など）。

---

1. 子の看護休暇とは「負傷し、または疾病にかかった子」の世話を行うスタッフに対し与える休暇であり、年次有給休暇とは別に与えなければならない。
2. 子の看護休暇は、就業規則に規定するなど、制度化された状態になっていることが必要である。
3. 労使協定を定めることにより、子の看護休暇の対象から除くことのできるスタッフは次のとおり。
    1) 同医院に引き続き雇用された期間が6ヵ月未満であるスタッフ
    2) 同医院での1週間における所定勤務日数が2日以内のスタッフ

（注意）
期間を定めて雇用されているスタッフや配偶者が専業主婦であるスタッフなどを、子の看護休暇制度の対象外とすることはできない。

## 子の看護休暇制度のポイント

1. 子の看護休暇は、スタッフ1人につき5日取得することができるものであり、子ども1人につき5日取得できるものではない。
    ただし、スタッフ1人につき5日を超える日数の取得を可能とする制度を定めることは差し支えない。
2. スタッフに対して、申し出にかかわる子が負傷し、または疾病にかかっている事実を証明する書類の提出を求めることはできる。
    ただし、その場合は事後の提出を可能にするなど、スタッフに過重な負担を求めることにならないように配慮しなければならない。
3. 看護休暇を取得した時間は、無給としてもかまわない。

## 21 スタッフから育児中という理由で残業を拒否されたら？

　育児・介護休業法が、仕事と家庭の両立ができる働き方の実現を目指し、さまざまな制度を設けていることから、使用者である医院としても、スタッフの子育てには一定の配慮をすることは、当然に社会からも求められているところです。だからといって、子育て中であることを理由に、スタッフが好き勝手な働き方をしてもいいということではありません。

　育児・介護休業法では、次ページのように子育て中のスタッフの両立を支援するためのさまざまな制度を設けています。子育て中であることから、長時間の勤務をしたくないということであれば、そのような制度の範囲内で、実現できる両立方法をまずはスタッフ自身が考え、その上で、医院としても支援可能な範囲についての話し合いをしていくことが必要ではないでしょうか。

　もしも、スタッフの養育する子が３歳に達していないとのことであれば、所定外勤務、いわゆる残業の免除制度が設けられています。このような制度の利用を申し出られた場合には、医院側はこれに応じなければなりません。

　子がすでに３歳に達しているという場合であっても、小学校就学前であるということであれば、残業をまったくしないということは認められませんが、残業時間を１ヵ月24時間以内までに抑えるという制度の利用は認められています。スタッフからこの制度利用の申し出があった場合は、どうしても患者さんが立て込んでしまった場合などは、残業に協力してもらうこととし、それ以外は極力残業は命じないように調整していくことになります。

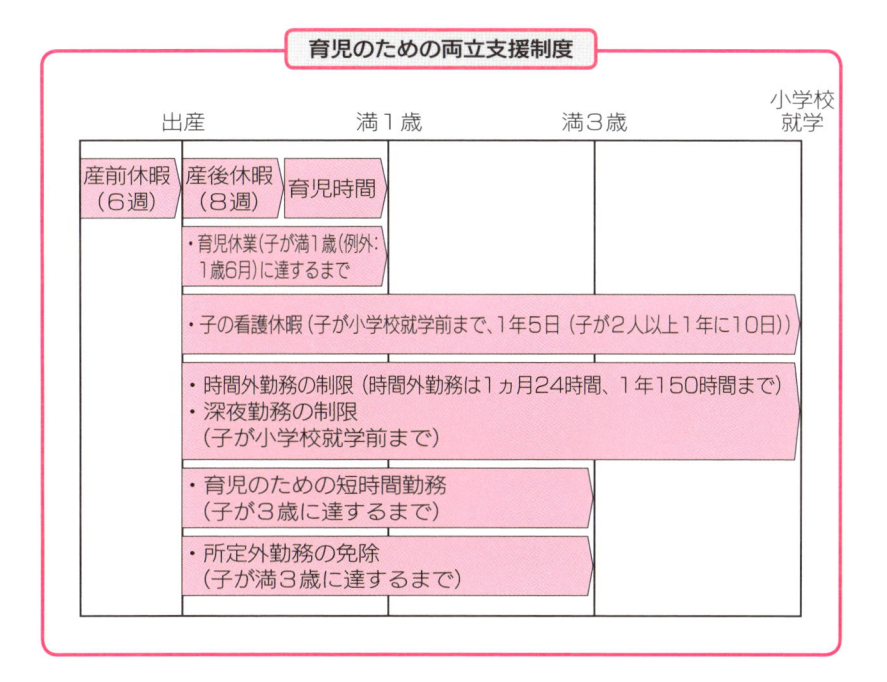

第2章 勤務時間・休憩・休日・休暇に関する留意点

## 育児のための両立支援制度

| | 出産 | 満1歳 | 満3歳 | 小学校就学 |
|---|---|---|---|---|
| 産前休暇（6週） | 産後休暇（8週） | 育児時間 | | |
| | ・育児休業（子が満1歳（例外：1歳6月）に達するまで） | | | |
| | ・子の看護休暇（子が小学校就学前まで、1年5日（子が2人以上1年に10日）） | | | |
| | ・時間外勤務の制限（時間外勤務は1ヵ月24時間、1年150時間まで） ・深夜勤務の制限（子が小学校就学前まで） | | | |
| | ・育児のための短時間勤務（子が3歳に達するまで） | | | |
| | ・所定外勤務の免除（子が満3歳に達するまで） | | | |

## 所定外勤務の免除制度

**＜制度の概要＞**
　3歳に満たない子を養育するスタッフが申し出た場合には、所定勤務時間を超えて勤務させることができない。

**＜対象となるスタッフ＞**
　原則として3歳に満たない子を養育するすべてのスタッフ（男女とも）が対象。
　ただし、同医院での勤続年数1年未満のスタッフと週の所定勤務日数が2日以下のスタッフは、労使協定がある場合には対象外。

**＜手　　続＞**
　所定外勤務の免除の申し出は、1回につき、1ヵ月以上1年以内の期間について、開始予定日と終了予定日等を明らかにして、開始予定日の1ヵ月前までに、医院に申し出る必要がある。

# 第3章
# 給与・残業代の支給に関する留意点

## 22 給与を月2回払いとすることは可能か？

　スタッフを雇った場合に、けっして避けて通ることができないのが、スタッフへの毎月の給与支給です。毎月の給与支給日が過ぎると、院長先生は「今月もなんとか無事に給与を支給できたな」と、ホッと胸をなでおろすなどといったことまではいかないとしても、どこか安心した気分になったりしないでしょうか。

　スタッフを雇用する医院は、スタッフから労務の提供を受ける代わりに、その対価としての給与を支給しなければならないという義務を負います。この給与は、スタッフの生活を支えるとても重要なものです。スタッフが生活上の不安を抱きながら勤務するようなことにならないよう、労働基準法では、スタッフを雇用する医院に対して給与の支払いを確保するためのさまざまな制約を課しています。

　たとえスタッフ本人の同意があったとしても、所定の給与支給日に給与の全額を支給しなかったり、給与の支給を遅延するなどといったことは労働基準法違反となってしまいます。スタッフの側に解雇されても仕方のないような事情があったり、スタッフが自身の都合で、給与支給日前に退職したような場合であったとしても同様です。スタッフが働いた分の給与については、所定の給与支給日に適正に支払わなければなりません。

　なお、給与は毎月1回以上、決まった日に支給すればよいということになっていますので、たとえば毎月1日と15日の2回払いとすることは何ら問題ないということになります。ただし、毎月月末払いとすることは可能ですが、毎月第2月曜日に支給するというのは、支給日が固定しているとはいえませんので、労働基準法違反となってしまいます。

## 給与支給の5原則

### 1．通貨払いの原則
　給与は通貨で支給しなければならず、現物支給は禁止されている。
　なお、スタッフ本人からの同意があった場合には、本人が指定する本人名義の預貯金口座への振り込みによる支払いができる。スタッフからの同意が得られない場合には、振り込みによる給与の支給はできないということ。現金で直接支給しなければならない。また、現物支給については、労働組合と書面による協定で定められた場合に限って、例外的に認められているが、労働組合のない医院では、たとえボーナスでも、給与を現物支給するようなことはできない。

### 2．直接払いの原則
　給与は、直接スタッフ本人に支給しなければならない。親権者や法定代理人などであっても、スタッフ以外の人への支給は禁止されている。たとえば、スタッフが金融業者から借金をしていて、直接医院に金融業者から給与の譲渡を要求された場合であっても、これに応じてはいけないということ。ただし、スタッフ本人が病気などで欠勤している場合に、家族などスタッフ本人の使者と認められる者に対して支払うことは、差し支えない。

### 3．全額払いの原則
　給与は、原則としてその全額を支払わなければならない。ただし、所得税や社会保険料など法令に定めのある場合と、スタッフの過半数を代表する者と締結した書面による協定で定められた場合には、給与の一部を控除して支払うことができる。

### 4．毎月1回以上払いの原則
　給与は、ボーナスなど臨時に支払われるものを除いて、毎月1回以上支給しなければならない。
　パートタイムスタッフなど、1ヵ月間に支払う給与額が少ないからといって、それを2ヵ月間まとめて支給するようなことはできない。ただし、毎月1回以上であればよいので、月2回払いとしたり、週1回ずつ支給することは可能である。

### 5．一定期日払いの原則
　給与は、毎月一定の期日を特定して支給しなければならない。
　「毎月第3月曜日」というような定め方は、月によって支給日が変動することになるので、一定期日を定めているとはいえない。「毎月〇日」に支給するという定めをしなければならないということ。

## 23 給与を誤って払い過ぎたら翌月給与から差し引けるのか？

　毎月スタッフに給与を支給するにあたって、たとえば「スタッフの転居に伴い今月から通勤手当を引き下げなければならなかったのに、従前どおりの額で支給してしまった」とか、「スタッフの子が小学生になったので扶養手当の対象から外れていたにもかかわらず、気づかずにずっと扶養手当を支給し続けてしまっていた」といったように、誤って給与を過払いしてしまったという経験はないでしょうか。スタッフの人数が多かったり、支給する諸手当の種類が多かったりすると、こうした過払いや逆に過小払いという例は生じがちです。

　では、このように誤って給与を過払いしてしまった場合というのは、その事実に気づいた翌月に、支給する給与から過払い分を差し引いて相殺してもよいものなのでしょうか。

　労働基準法では、スタッフに給与を支給するにあたっては、その「全額」を支給するよう、使用者である医院に義務づけています。つまり、原則としては、給与の全額を一度支給し、その中から過払い分を返還してもらうという方法をとらなければならない、ということになります。

　ただし、このような方法は、スタッフ側としても手間に感ずることでしょう。そこで、給与の過払いが生じてしまっていた場合には、以後に支給する給与から過払い分を差し引いて支給することは、例外的に認められています。そうはいっても、やはり給与はスタッフの生活を支える重要なものとなりますので、過払い額が多額にわたるような場合は、スタッフの生活に影響を与えないよう、分割して控除するなどの配慮は求められるところです。

## 第3章　給与・残業代の支給に関する留意点

**給与の過払い額を次の給与から差し引き調整する場合の留意点**

①過払いのあった時期と、給与からの調整を行う時期とが合理的に接着した時期にあること

②あらかじめスタッフに、給与からの調整を行うことを予告していること

③調整額が多額にわたらず、スタッフの経済生活の安定をおびやかす恐れのないこと

給与の過払いが生じていたことに気づいたのが、何ヵ月も後になってからのことだったり、過払い額が多額にわたるような場合は、一度給与の全額を支給してから、生活に支障が生じない範囲内で分割して返還してもらうようにしたり、分割して給与から控除するなどの緩和措置をとるようにしてください。

なお、上記のような過払い額の調整時以外にも、以下の場合には「給与の全額払い」の例外が認められています。

**給与全額払いの原則の例外**

(1) 法令に別段の定めがある場合
　所得税・地方税の源泉徴収を認めた所得税法・地方税法、保険料の控除を認める労働保険徴収法、健康保険法、厚生年金保険法などがある。

(2) 労使協定を締結している場合
　購買代金・積立金・食事代・社宅等の家賃などについては、スタッフの過半数を代表する者（もしくは過半数で組織する労働組合）と書面による協定を締結すれば、給与から控除して支給することが可能となる。

## 24 賞与や退職金は必ず支給しなければならないか？

　毎月の給与のみならず、賞与や退職金などはその額も大きいため、スタッフ数が多い医院では、その支払いにあたっては毎回頭を悩ませているという院長先生もおられるのではないでしょうか。

　そもそも、賞与や退職金というのは、毎月の給与とは異なり、正規のスタッフであるか、パートタイムスタッフのように非正規のスタッフであるかにかかわらず、必ず支給しなければならないという性格のものではありません。

　賞与や退職金の支給は、就業規則や雇用契約書などに、賞与や退職金支給についての規定がある場合にはじめて支給義務が生じ、その支給額や支給時期などのルールも、就業規則や雇用契約書に定められた内容に従うことになります。

　賞与については、就業規則等の定め方が「医院の業績や本人の勤務成績などによって賞与を支給することがある」となっている場合には、支給する場合もあれば、支給しない場合もあると受け止められます。医院側に支給の有無を決める裁量の余地が確保されている、ということです。

　「賞与は、毎年6月と12月に支給する」としか定められていない場合には、6月と12月に支給さえすればよく、その金額は問われないことになります。また、就業規則等に「賞与は支給しない」と定めているのであれば、賞与を支給しなくても何ら問題はありません。

　退職金についても同様です。退職金規定などにどのような定めがなされているかによって、その支給の有無、支給金額などが決定されることになります。

第3章　給与・残業代の支給に関する留意点

```
          賞　与                    退　職　金

          法令上では支給は義務づけられていない
                     ↓
       それぞれの医院の就業規則や雇用契約書等の定めによる

          支給する場合              支給しない場合

  ・就業規則等に支給時期、支       ・スタッフに交付する雇用契
   給対象者の範囲、支給方法、      約書等に「賞与：なし」「退
   支給額の決定方法などを定       職金：なし」と定めておく。
   めておく。
```

　なお、賞与や退職金を支給する旨が就業規則等に定められていなかったとしても、毎年のように賞与を支給していたり、これまでの退職者にはもれなく退職金を支給していたということがあると、賞与や退職金を支給するということが、その医院での労使慣行として成立していたとみなされる場合もあります。

　この場合は、就業規則に定めがなかったからといっていきなりその支給を中止するといったことはできません。支給しないこととするのであれば、スタッフの理解が得られるよう、その必要性などを十分に説明し、代償措置なども検討することが望まれます。

　また、賞与や退職金は、そのときの財政状況等によって支給の有無や額を決定したいということであれば、就業規則等にも「医院の財政状況等によって、そのつど支給の有無および額を決定するものとする」などと定めておき、当然支給されるものであるとの期待を、スタッフに持たせないようにしておく必要があります。

## 25 １日８時間以内の勤務であれば残業代は不要か？

　過重な残業を強いたり、また残業をさせても残業代を支払わないような労働基準法違反が横行している職場は「ブラック企業」と呼ばれ、世間からも揶揄されています。

　世間から揶揄されるだけであれば、「人の噂も75日」などということわざもありますので、大きな問題ではないのかもしれません。ただ、労働基準法というのは罰則付きの法律ですので、労働基準法違反が悪質であると判断されると、懲役刑や罰金刑ということもあり得ます。

　では、そもそも残業代というのは、どういうときに支給しなければならないものなのでしょうか。

　労働基準法では、法定勤務時間である１日８時間または１週40時間（44時間）を超えてスタッフを勤務させた場合には、通常の給与の125％以上の残業代（割増賃金）を支給することを、使用者である医院に義務づけています。さらに夜10時から翌朝５時までの間に勤務させた場合には、これに25％上乗せした額の残業代を支給しなければなりません。

　ただし、労働基準法が残業代を支払うよう義務づけているのは、１日８時間を超えた時間に対してということになりますので、残業を命じた場合であっても、１日に勤務した合計時間数が８時間を超えなければ、残業代は支給しなくてもかまわないことになります。

　たとえば、１日の勤務時間数が７時間と定められているスタッフに残業を命じた場合であっても、残業代の支給義務が生じるのは、残業時間が１時間を超えた場合に限ることになります。７時間を超えて勤務をさせても、８時間に達するまでの時間については、勤務した時間

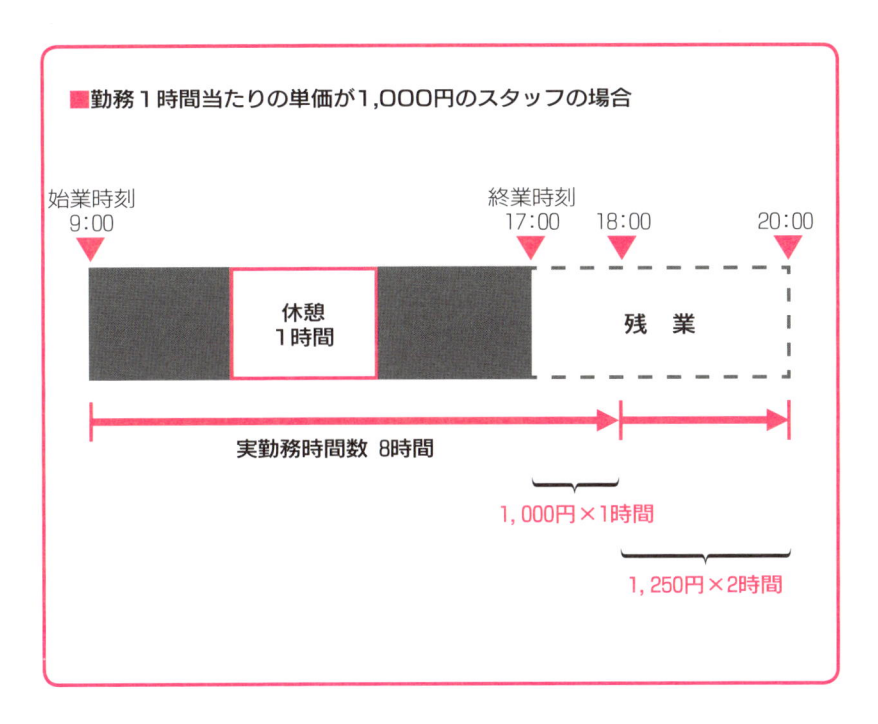

第3章　給与・残業代の支給に関する留意点

```
■勤務1時間当たりの単価が1,000円のスタッフの場合

始業時刻                          終業時刻
 9:00                           17:00   18:00           20:00
  ▼                              ▼      ▼               ▼
┌─────────┬──────┬─────────┬──────┬──────────────┐
│         │ 休憩 │         │      │              │
│         │ 1時間│         │     残　業          │
│         │      │         │      │              │
└─────────┴──────┴─────────┴──────┴──────────────┘
|←────── 実勤務時間数　8時間 ──────→|
                                  |─1,000円×1時間─|
                                  |──1,250円×2時間──|
```

に対して通常の給与（100％）相当額を支給さえすれば足りるということです。

　休日の勤務についても、残業の場合と同様です。
　週に1日以上の休日を与えているような場合において、135％の率による残業代（休日勤務手当等）の支給義務が生じるのは、週に1日の休日が確保できなかった場合のみです。
　休日に勤務をさせたとしても、同じ週の他の日に休日が確保されているのであれば、残業代の支給義務は生じません。この場合は、勤務した時間に対する通常の給与（100％）相当額を支給すれば足りるということになります。

## 26　15分未満の残業時間であれば切り捨ても可能か？

　残業代というのは、労働基準法にもとづいて必ず支給しなければならないとされているものです。たとえスタッフを採用するときに「残業代は支給しない」と約束していたとしても、このような約束は当然のことながら無効となってしまいます。

　また、労働基準法では、給与について全額払いの原則を定めています。スタッフが勤務した時間に対しては、その時間相当分の給与（残業代）の全額を支給しなければなりません。たとえ1日15分程度とか、また5分程度の短い時間数であったとしても、実際にスタッフが残業をしたのであれば、この時間を切り捨てて、残業代を支給しないといったことは、労働基準法に違反することになってしまいます。

　なお、1ヵ月間における残業時間数の合計に1時間未満の端数がある場合に、30分未満の端数を切り捨て、30分以上を1時間に切り上げる方法については、事務の簡便化を目的とするものとして認められています。スタッフにとっては、30分未満の端数を切り捨てされることで不利になることもあれば、逆に30分以上の端数を1時間に切り上げられることで有利になることもあるので、例外的に認められています。

　この端数処理は、1ヵ月間における残業時間数を合計した時間数に端数がある場合に限って認められたものですので、毎日の残業時間について、同様に端数処理をすることまで認めたものではありません。たとえ、1日5分であっても、15分であっても、これを切り捨てることはできません。

　残業代計算時や給与支給時の端数処理の取り扱いについては、就業規則等にその旨を定めておくことが望ましいとされています。

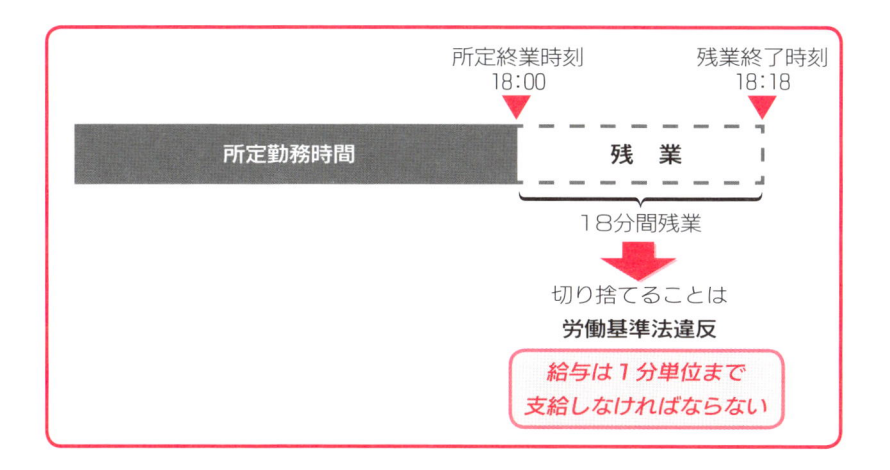

第3章 給与・残業代の支給に関する留意点

```
所定終業時刻           残業終了時刻
  18:00                18:18
    ▼                    ▼
┌─────────────────┬─────────────┐
│                 │             │
│  所定勤務時間    │   残　業    │
│                 │             │
└─────────────────┴─────────────┘
                   　18分間残業
                        ↓
                  切り捨てることは
                   労働基準法違反

                  給与は１分単位まで
                  支給しなければならない
```

## 残業時の端数処理が認められる場合

① １時間当たりの給与額や残業額に円未満の端数が生じた場合、50銭未満の端数は切り捨て、50銭以上１円未満の端数は１円に切り上げて処理すること。

② １ヵ月間における時間外・休日・深夜勤務の合計時間に１時間未満の端数がある場合、30分未満を切り捨て、30分以上を切り上げて１時間単位とし、これによって計算した当月分の残業代の合計額を50銭未満の端数は切り捨て、50銭以上１円未満の端数は１円に切り上げて処理すること。

## １ヵ月の給与支払額の端数処理が認められる例

① １ヵ月の給与支給額（給与の一部を控除して支給する場合には、控除した残額）に100円未満の端数が生じた場合、50円未満の端数は切り捨て、50円以上100円未満の端数は100円に切り上げて支給すること。

② １ヵ月の給与支給額（給与の一部を控除して支払う場合には、控除した残額）に1,000円未満の端数が生じた場合、その端数を翌月の給与支給日に繰り越して支給すること。

## 27 遅刻時間と残業時間の相殺は問題ないか？

　労働基準法では、原則としてスタッフの労働の質（成果など）にかかわりなく、労働の量（勤務時間数）に応じた給与を支給するよう義務づけています。長い時間勤務したスタッフに対しては、その長さに応じた給与を支給しなさいというものです。

　労働の量ではなく、労働の質に応じて給与を支給することが認められているのは「裁量労働制」と呼ばれている制度です。裁量労働制を導入すれば、実際に勤務した時間の長さにかかわらず、あらかじめ労使協定で定めた時間に勤務したものとみなすことができることになります。ただし、この裁量労働制は、研究開発業務やデザイン考案の業務など、限られた業務にしか適用することができませんので、歯科医院のスタッフに適用することはできません。

　では、給与の支給対象となる労働の量（勤務時間数）の対象となるのはどのような時間なのでしょうか。

　労働基準法は「実勤務時間主義」をとっています。たとえば、遅刻したスタッフが所定の終業時刻を超えて残業した場合でも、実際に勤務した時間数が法定勤務時間数である1日8時間を超えない限り、必ずしも、残業代を支給する義務は生じません。したがって、たとえばスタッフが遅刻した場合に、遅刻時間と残業時間とを相殺することも可能であるとされています。ただし、就業規則等に「終業時刻後の時間帯に勤務した場合には残業として扱い、残業代を支給する」などの規定をしている場合には、終業時刻以後の勤務に対しては残業代を支給しなければなりませんので、たとえその日に遅刻をしていたとしても、遅刻時間と残業時間を相殺することはできません。

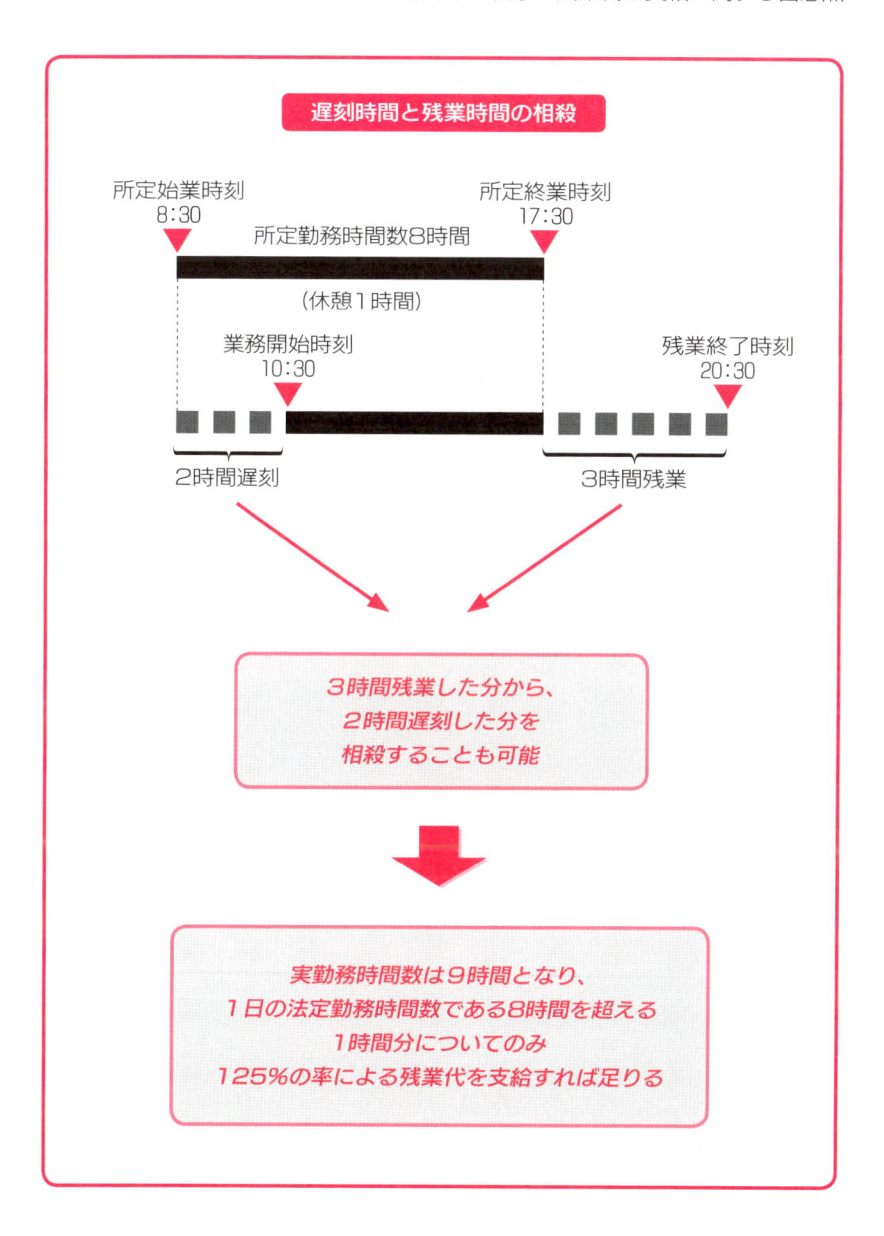

第3章　給与・残業代の支給に関する留意点

## 遅刻時間と残業時間の相殺

所定始業時刻
8:30

所定終業時刻
17:30

所定勤務時間数8時間

（休憩1時間）

業務開始時刻
10:30

残業終了時刻
20:30

2時間遅刻

3時間残業

3時間残業した分から、
2時間遅刻した分を
相殺することも可能

↓

実勤務時間数は9時間となり、
1日の法定勤務時間数である8時間を超える
1時間分についてのみ
125％の率による残業代を支給すれば足りる

67

## 28 スタッフの自主的残業であれば残業代の支給は不要か？

　労働基準法では、労働の量に対して給与を支給しなければならないということは、前述（27）のとおりです。

　では、スタッフが自主的に残業した場合であったり、終業時刻後の懇親会を兼ねた飲み会に参加した時間なども、残業代を支給しなければならないのでしょうか。最近では、そのような時間についてまで、残業代を請求してくる人がいるという話しも、ちらほらと聞こえてきたりはしていますが……。

　残業代を支払わなければならない時間に相当するか否かは、使用者である医院の指揮命令下にある時間であるか否かにより判断されることになります。

　その日に残業をしなければならない必要性はなく、医院側からも残業を命じていない場合であって、ましてやスタッフが残業していた事実を医院側も知らなかったということであれば、とても医院の指揮命令下にある時間とはいえません。この場合は、後になってスタッフから残業代を請求されたとしても、医院側には当該残業代の支給義務は生じないということになります。

　ただし、スタッフが医院からの命令によることなく自主的な判断で勝手に残業した場合であっても、医院側がこの事実を知っているにもかかわらず、これを中止することなく放置していたようなことがあると、この残業を黙認していたとして、スタッフからの残業代請求に応じなければならなくなってしまう場合も生じてきます。

> **自主的残業であっても残業代の支給義務が生じ得るケース**
>
> ①業務の状況・内容よりみて、客観的に残業が必要であると認められる場合
> ②従来の慣例、同種事案についての取り扱いなどからみて、医院側が残業を承諾するであろうことが客観的にみて推定される場合
> ③業務上の必要性にもとづく残業が慢性的となり、スタッフにとって当然の義務化していると認められる場合
> ④スタッフを指揮監督する権限のある者やそれに代わって管理を行う者が、スタッフの自発的時間外勤務を知っていながら中止させず放置していた場合

　なお、終業時刻後の懇親会を兼ねた飲み会に参加した場合ですが、こちらについては、原則として参加が事実上義務づけられたものであったか否かによって判断が異なります。

　たとえば、参加しないと今後の業務遂行に直接的な不都合が生じるとか、参加しないことを理由に不利益な評価を受ける、というようなことがある場合は、参加が事実上義務づけられていると認められる可能性が高くなり、たとえ飲み会であったとしても、残業代の支給義務が生じてしまうことになります。

　医院側から参加を強制したつもりはなくても、飲み会に参加した後になって、スタッフから残業代を請求されるなどといったことも起こり得てしまうかもしれません。

　そのようなことにならないよう、あらかじめ「任意参加です。参加するか否かは本人の自由意思で決めてください」ということを、スタッフに対し明確に伝えておく必要があるでしょう。

## 29 あらかじめ基本給に残業代相当分を含めておくことは可能か？

　たとえば、毎月のスタッフの給与計算の手間を簡略化するために、あらかじめ一定額の残業代相当分を基本給の中に含めてしまい、毎月固定の給与を支払うという方法はとれないものなのでしょうか。

　一般に定額残業制とか、固定残業制といわれている制度ですが、このような方法も一定の要件を満たした場合には適法であるとされています。ただし、このような制度を取り入れたからといって、けっして残業代の節約にはなりませんし、給与計算の簡略化につながるとも言い切れません。

　定額残業制を導入するには、以下の要件を満たさなければならないとされています。

> ①基本給のうちの、いくらが残業代相当部分に当たるのかを明確にし、それが残業何時間分に相当するのかを就業規則もしくは雇用契約書等に明示し、スタッフの合意を得ること。
> ②実際の残業時間数が基本給に含まれている時間数を超える場合には、その差額を支払うこと。
> ③実際の残業時間数が少なく、基本給に含まれている時間数に満たない場合であっても、基本給の減額はしないこと。

　たとえば、基本給に含まれている残業代が、残業20時間相当分だとした場合に、実際に残業した時間数が25時間であった場合には、20時間を超えた5時間分については、残業代として別途支給しなければならないということになります。

第3章　給与・残業代の支給に関する留意点

> **基本給　月額250,000円（うち残業代相当部分50,000円）とする場合**
>
> **給与1時間当たりの単価**
> 200,000円（基本給相当部分）÷162時間（1ヵ月平均所定勤務時間数）
> ≒1,235円
>
> **残業1時間当たりの単価**
> 1,235円（給与1時間当たりの単価）×125％（残業割増率）
> ≒1,544円
>
> **基本給に含まれる残業代の時間数**
> 50,000（残業代相当部分）÷1,544円（残業1時間当たりの単価）
> ≒32時間
>
> ※各月の実際の残業時間数が32時間以内であれば、別途残業代を支給する必要はないが、32時間を超えた場合には超えた分の残業代を、別途支給しなければならない。

　つまり、定額残業制を導入しても、毎月の残業時間は適正に把握しなければならないことになりますし、残業時間数が多かった月は、残業代も計算しなければならないということになりますので、給与計算の簡略化につながる制度であるとはいえません。

　また、逆に実際の残業時間数が少なく、基本給に残業20時間相当分を含んでいたにもかかわらず、実際には5時間しか残業しなかったような場合であったとしても、15時間の残業代に相当する額を、基本給から減額するというようなことはできません。実際の残業時間が少ない場合には、かえって残業代を多く支給することになりますので、残業代の節約にもつながるとはいえません。

71

# 第 4 章
# 退職・解雇・懲戒処分に関する留意点

## 30 スタッフからの辞職の申し出を拒むことは可能か？

　限られた人員で経営しているクリニックでは、スタッフの1人が欠けるだけでも、他のスタッフにかかる負荷がぐっと大きくなるなど、その影響は甚大なものがあるでしょう。

　そんな状況の中で、突然、あるスタッフから今月末をもって退職したいとの申し出があった場合には、後任が見つかるまで辞職の申し出を拒むといったことはできるのでしょうか。

　一般に、使用者である医院側から、スタッフを一方的に辞めさせる「解雇」を除き、それ以外に雇用契約が終了することを「退職」と総称しています。

　「解雇」には、法律上の厳格な規制がありますが、逆にスタッフが医院を一方的に辞めることについては、法律上の規制はありません。スタッフはいつでも辞めることができますし、どのような事由であっても辞めることができるという「退職の自由」を有していることになります。

　民法によれば、期間の定めのない雇用契約の場合は、スタッフはいつでも医院側に対して辞職の申し入れをすることができ、医院側の了承の有無にかかわらず、辞職を申し出て2週間経つと退職の効力が発生するとされています。

　つまり、医院側がいくらスタッフからの辞職の申し出を拒否したところで、スタッフ側がこれに応じなければ、辞職の申し出から2週間経つと退職になってしまうということです。

　どうしても引き留めたいということであれば、スタッフを説得するしかないということになります。

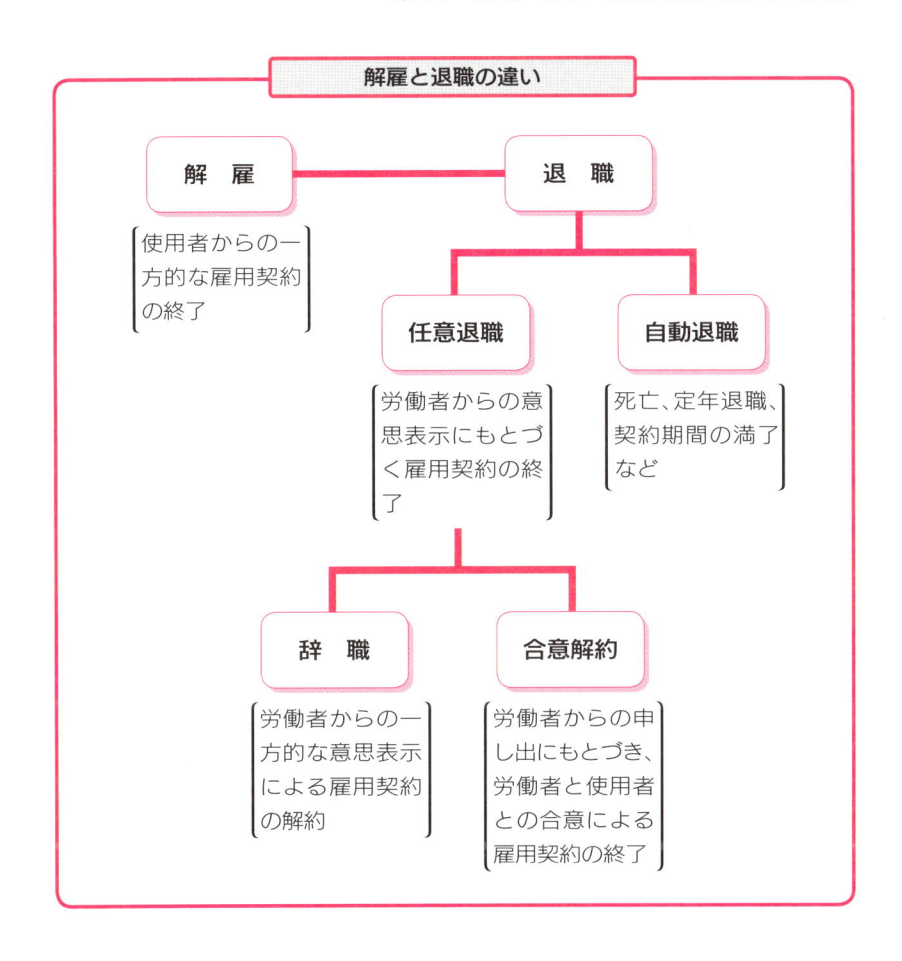

第4章　退職・解雇・懲戒処分に関する留意点

**解雇と退職の違い**

- **解雇**
  - 使用者からの一方的な雇用契約の終了

- **退職**
  - **任意退職**
    - 労働者からの意思表示にもとづく雇用契約の終了
    - **辞職**
      - 労働者からの一方的な意思表示による雇用契約の解約
    - **合意解約**
      - 労働者からの申し出にもとづき、労働者と使用者との合意による雇用契約の終了
  - **自動退職**
    - 死亡、定年退職、契約期間の満了など

　なお、スタッフには退職の自由が認められているとはいっても、就業規則等に退職手続きについての定めがされているのであれば、その手続きにしたがうよう求めることは可能です。

　辞職の申し出方法についても、就業規則等に辞職に際しては「辞職願を提出しなければならない」旨を定めているのであれば、辞職願は書面によって提出することを要求しているのですから、口頭による辞職願いは原則として認めないとしても問題ありません（P39参照）。

## 31 勤務態度不良のスタッフに退職勧奨する場合の留意点は？

　退職勧奨というのは、使用者である医院側からスタッフに退職の誘引をすることをいいます。

　解雇は、医院側から一方的に辞めさせることですが、退職勧奨は、医院側からの雇用契約を解除したいという申し込みについて、スタッフがこれに応ずるという合意退職となります。使用者が労働者の肩を軽く叩いて退職を促すというイメージから、俗に「肩たたき」ともいわれています。いわゆるリストラの一環として、人員削減の必要性から行われる場合に多くみられますが、それだけではなく、勤務成績が芳しくないスタッフに辞めてもらいたいときなどにも、退職勧奨を行うケースがあります。

　最終的には、スタッフ自らも納得した上で辞職届を提出して辞めていくわけですので、医院側から一方的に辞めさせる解雇のように、後で解雇を不服としたスタッフから、解雇無効の訴えを起こされるようなリスクはないといえます。

　そのため、勤務成績が芳しくないスタッフを辞めさせたい場合には、解雇をする前に、まずは退職勧奨を試みるというケースはよくみられるところです。ただし、この退職勧奨も、強引に退職を迫ってしまったことによって、後でトラブルになるというケースも生じています。

　形式的にスタッフから辞職届が提出され、退職が成立した場合であっても、その辞職届の提出が医院側の有形無形の圧力などにより、スタッフがやむを得ず提出したものであるということになると、辞職の意思はスタッフの真意にもとづいたものではなかったとして、無効または取り消し得るということにもなってしまいます。

## 退職勧奨を行う際の留意事項

①退職勧奨を行う理由を具体的に説明する。

②社会通念に照らして常識の範囲内で行い、公序良俗に反するような退職勧奨はしない。
  - 差別的言動（男女差別・組合差別など）をしない。
  - スタッフの名誉・感情・プライドを、いたずらに傷つけるような言動をしない。

③辞職に応じないと不利益を被らせるような発言はしない。
  - 自ら退職しないときは懲戒解雇にするとか、すぐに勧奨に応じなければ退職金は一切出さないといったことをいわない。

④退職勧奨に応ずるか否かは、スタッフの側に自由な選択の余地があることを説明する。

⑤回数・時間などに行き過ぎがないようにする。
  - スタッフが退職をしないと意思表示をした後は、勧奨を繰り返すべきではない。
  - 勧奨の回数や時間も、説明や交渉に通常必要な限度にとどめるべきである。
  - 多数で1人のスタッフを取り囲んで、退職を勧奨するようなことはしない。

## 32 どのような場合であればスタッフを解雇することが可能か?

　スタッフが、自らの意思にもとづいて職場を辞める辞職とは異なり、医院側から一方的にスタッフを辞めさせる解雇は、さまざまな制約が課せられています。

　また、解雇の場合はスタッフ側が、自身が解雇されたことに納得していないことも多く、後から解雇無効であるという訴えを起こされることも生じています。そうしたリスクもあることから、解雇は最後の手段であって、なんとか解雇以外の方法をとれないかと考える事業主が多いというのが現状です。

　では、解雇はどのような場合に認められるのでしょうか。解雇事由としては、一般的には次のような事由があげられます。

> ①職務遂行能力がない（能力不足）
> ②ケガや病気（私傷病）で、当初の約束どおり働くことができない
> ③協調性がなく、他のスタッフと円滑に仕事をすることができない
> ④出勤不良
> ⑤勤務態度不良・職場秩序違反
> ⑥業務の廃止や縮小等、経営上の必要性

　上記①から⑤までの事由にもとづく解雇を「普通解雇」といいます。これに対し、⑥のように医院側の都合などによって行う解雇を「整理解雇」といっています。

第4章　退職・解雇・懲戒処分に関する留意点

**スタッフ側の事由にもとづく「普通解雇」**

**解雇権濫用法理が適用**

客観的・合理的理由を欠き、社会通念上相当であると認められない解雇は無効

> 普通解雇事由があるからといって、解雇が認められるわけではない。具体的事由をもとに解雇することが著しく不合理であり、社会通念上、相当とは認められない場合は、解雇権を濫用したものとして解雇は無効となる。

**普通解雇時のチェックリスト**

☐ スタッフの不適切な言動などに対し、注意や指導・教育はしたか？
☐ スタッフに挽回の機会は与えたか？
☐ 改善の余地はないか？
☐ 解雇禁止規定に反しないか？
　・業務上の傷病による療養期間およびその後30日間の解雇ではないか？
　・産前産後休業期間およびその後30日間の解雇ではないか？
　・国籍・信条・社会的身分を理由とする解雇ではないか？
　・労働組合の組合員であることを理由とする解雇ではないか？
　・女性であることを理由とする解雇ではないか？　……など
☐ 解雇理由を明確に特定できるか？
☐ 過去の解雇事例と比して不均衡はないか？
☐ 他のスタッフとの取り扱いに不均衡はないか？
☐ 解雇予告をしているか？

## *33* 協調性のないスタッフを解雇することは可能か？

　小規模な歯科医院であっても、院長先生や歯科衛生士、歯科助手などが協力して診療行為をすすめていく必要があり、それぞれが勝手な言動をとっていては、医院の経営にも影響を与えることになりかねません。
　では、たとえば、協調性がなく、周りのスタッフと協力できていないスタッフを解雇することは可能なのでしょうか。

　協調性がないといっても、それが単に個性が強いがために、他のスタッフと打ち解けられないということだけであれば、それだけで解雇することはできません。協調性がないことが、医院の業務遂行に重大な障害となっているということがあってはじめて、解雇も可能となります。
　また、当該スタッフの協調性のない言動、たとえば他人を誹謗中傷するような言動で、医院内の秩序を乱すようなことになった場合には、懲戒解雇の対象ともなり得ます。
　ただし、このような場合であっても、使用者である医院には、スタッフの解雇回避努力義務が課せられています。スタッフを解雇するにあたっては、まず解雇回避のために、当該スタッフ本人に十分な指導・注意を行うなどの努力をしていなければなりません。
　現に、業務に支障を及ぼすような深刻な状況にあるのであれば、スタッフ本人に対して、スタッフ同士で協力して仕事をすすめることの重要性を十分に説き、一定期間の猶予を設けて、改善の努力をうながしてみるということも必要です。

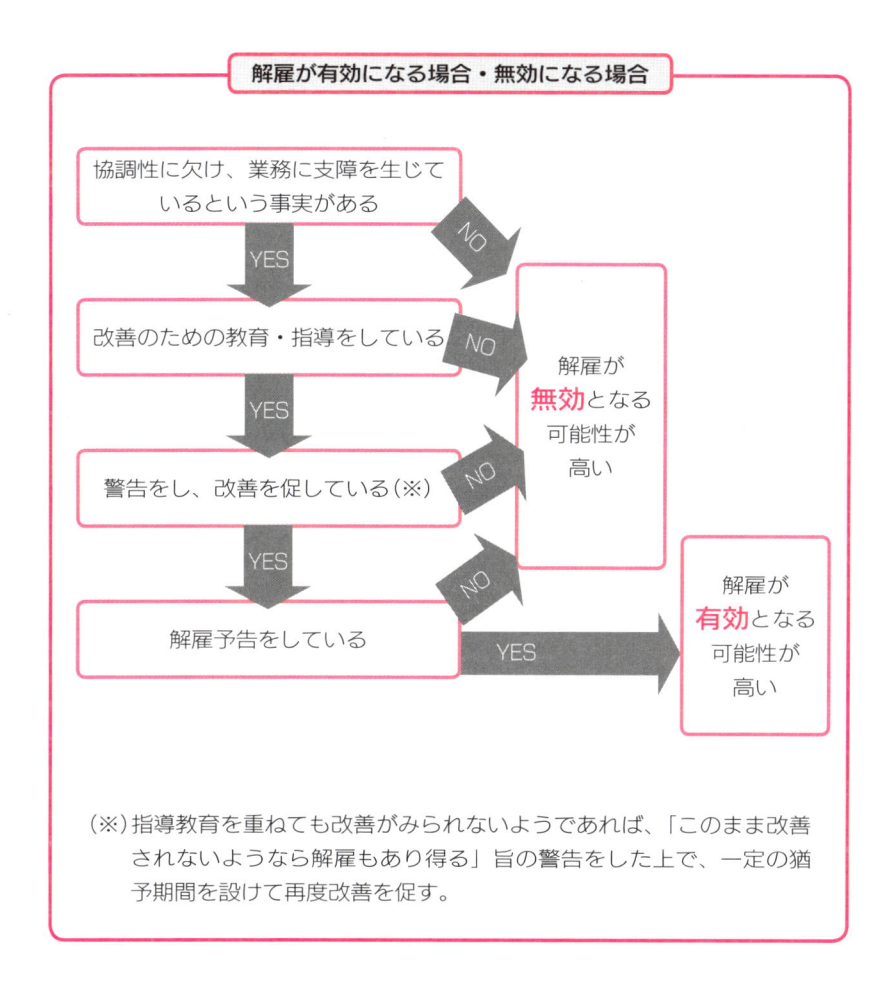

第4章　退職・解雇・懲戒処分に関する留意点

**解雇が有効になる場合・無効になる場合**

協調性に欠け、業務に支障を生じているという事実がある
- NO → 解雇が**無効**となる可能性が高い
- YES ↓

改善のための教育・指導をしている
- NO → 解雇が**無効**となる可能性が高い
- YES ↓

警告をし、改善を促している（※）
- NO → 解雇が**無効**となる可能性が高い
- YES ↓

解雇予告をしている
- NO → 解雇が**無効**となる可能性が高い
- YES → 解雇が**有効**となる可能性が高い

（※）指導教育を重ねても改善がみられないようであれば、「このまま改善されないようなら解雇もあり得る」旨の警告をした上で、一定の猶予期間を設けて再度改善を促す。

　それでもスタッフ側の改善が見られないようであれば、解雇も致し方がないといえるでしょう。
　このような場合であれば、たとえば解雇したスタッフから当該解雇は無効だとして、訴えられるようなことがあったとしても、そのような手順を踏んでいるということで、社会通念上も相当であるとして、解雇は有効であると認められる可能性は高くなるといえます。

## 34 解雇予告はどのようにしたらいいのか？

　スタッフを解雇しようとする場合は、解雇の原因がスタッフ側の勤務態度や能力にあったとしても、30日前までに解雇する旨の予告をするか、もしくは30日分以上の平均賃金（解雇予告手当）を支払わなければならないことになっています。

　解雇されることによって、スタッフは精神的なダメージを被るのみならず、生活の糧を失ってしまうことになりますので、スタッフに再就職準備のための時間的・精神的・金銭的余裕を与えて、この打撃を緩和するために設けられているのが、この解雇予告制度です。

　つまり、30日前までに、スタッフに解雇する旨を予告した場合には、残りの解雇までの30日間については、当該スタッフをこれまでどおりに勤務させ、所定の給与を支給しなければならない、ということです。

　解雇するようなスタッフに、引き続き勤務してもらいたくない、すぐに辞めさせたいということであれば、即日解雇することも可能ではありますが、その場合はその日のうちに解雇予告手当（平均賃金の30日分以上）を支払わなければならない、ということになります。

　ちなみに、この解雇予告の日数は、解雇予告手当を支払った分だけ短縮することが可能です。たとえば、解雇予告手当として平均賃金15日分を支払うのであれば、解雇予告は解雇日の15日前でかまわないということになります。

　懲戒解雇等の場合であって、所轄労働基準監督署長の認定を受けた場合には、解雇予告期間を設けることなく、また解雇予告手当を支給することもなく、スタッフを即時解雇することが可能となります。

第4章　退職・解雇・懲戒処分に関する留意点

**解雇予告の適用が除外される場合**

①日々雇い入れられているスタッフを解雇する場合（ただし、１ヵ月を超えて引き続き雇用されている場合は除く）
②２ヵ月以内の期間を定めて雇用されているスタッフを解雇する場合（ただし、所定の期間を超えて引き続き雇用されている場合は除く）
③季節的業務に４ヵ月以内の期間を定めて雇用されているスタッフを解雇する場合（ただし、所定の期間を超えて引き続き雇用されている場合は除く）
④試用期間中のスタッフを解雇する場合（ただし、14日を超えて引き続き雇用されている場合は除く）

**スタッフの責に帰すべき事由にもとづく解雇であるとして
所轄労働基準監督署から解雇予告の適用除外が認定され得る場合**

①原則としてきわめて軽微なものを除き、事業場内における盗取、横領、傷害等刑法犯に該当する行為のあった場合。また、一般的に見て「極めて軽微」な事案であっても、使用者があらかじめ不祥事件の防止について、諸種の手段を講じていたことが客観的に認められ、しかもなお労働者が継続的にまたは断続的に盗取、横領、傷害等の刑法犯またはこれに類する行為を行った場合、あるいは事業場外で行われた盗取、横領、傷害等刑法犯に該当する行為であっても、それが著しく当該事業場の名誉もしくは信用を失墜するもの、取引関係に悪影響を与えるものまたは労使間の信頼関係を喪失せしめるものと認められる場合。
②賭博、風紀紊乱等により職場規律を乱し、他の労働者に悪影響を及ぼす場合。また、これらの行為が事業場外で行われた場合であっても、それが著しく当該事業場の名誉もしくは信用を失墜するもの、取引関係に悪影響を与えるものまたは労使間の信頼関係を喪失せしめるものと認められる場合。
③雇い入れの際の採用条件の要素となるような経歴を詐称した場合、および雇い入れの際、使用者の行う調査に対し、不採用の原因となるような経歴を詐称した場合。
④他の事業場へ転職した場合。
⑤原則として２週間以上正当な理由なく無断欠勤し、出勤の督促に応じない場合。
⑥出勤不良または出欠常ならず、数回にわたって注意を受けても改めない場合。

## 35 どのような場合にスタッフを懲戒処分できるのか?

　スタッフの使用者である歯科医院は、その運営を行うにあたって、スタッフに対し業務を命じ、また医院内の秩序が保たれるようルールを定め、これに従わせることで、医院全体の円滑な運営をはかる必要があります。

　その一方で、これらの規律・ルールに反したスタッフに対しては、制裁を加える必要があります。この制裁が「懲戒処分」といわれているものです。

　懲戒処分を課すこととなるのはどのような場合かといったことは、各医院の就業規則等に定めることになりますが、一般には以下のようなものが掲げられています。

**懲戒処分ができるのは……**

① 業務命令違反
　業務上の命令に従わない行為が該当する。
② 職務懈怠（なすべきことを怠ること）
　無断欠勤、遅刻早退、無断での職場離脱といった行為が該当する。
③ 職場規律違反
　業務上の横領や、ハラスメントなどが該当する。
④ 誠実義務違反
　情報や個人情報の漏えいなど、医院の信用や名誉失墜もしくは知的損失となる行為が該当する。
⑤ 私生活上の非行
　刑罰法規に触れる行為などは、私生活上の非行であっても懲戒処分に該当する場合がある。

第4章　退職・解雇・懲戒処分に関する留意点

懲戒事由
- 職務命令違反
- 職務懈怠
- 職場規律違反
- 誠実義務違反
- 私生活上の非行　など

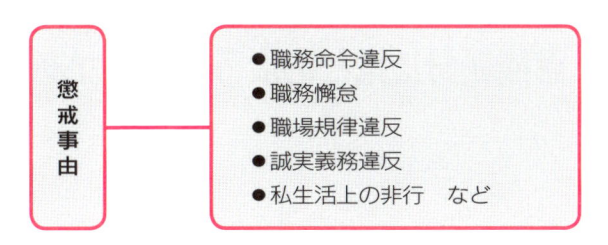

懲戒事由に該当するからといって
ただちに懲戒処分が認められるというわけ
ではない

**「懲戒処分の原則」
にも注意！**

(1) **罪刑法定主義類似の原則**
　　懲戒処分を行うには、懲戒事由と懲戒の種類はあらかじめ就業規則等で定めていなければならない。

(2) **不遡及の原則**
　　懲戒処分については、就業規則等の中に懲戒事由およびその種類が定められていなければならないが、さらに、このような根拠規定は、それが定められる以前に生じた事案に対して、遡及的に適用することはできない。

(3) **一事不再理の原則**
　　同一の行為について複数回の懲戒処分を行うことはできない。

(4) **相当性の原則**
　　懲戒処分を行う場合には、その懲戒処分の種類が重すぎる場合には無効となる。

(5) **平等取り扱いの原則**
　　懲戒処分の量定を決めるに当たっては、同じ程度の非違行為については、同じ程度の懲戒処分としなければならない。

(6) **適正手続きの原則**
　　懲戒処分を行う場合には、就業規則等で定められた手続きを経なければならない。このような手続きが定められていない場合であっても、少なくとも本人に弁明の機会は与えなければならない。

## 36 懲戒処分にはどのような種類があるのか？

　時々、公務員などが懲戒処分を課されると、新聞・TVで取り上げられることがあります。「○○費○○円着服で県職員を懲戒免職」「○○金不正行為で教員を停職（3ヵ月）処分」などという、記事を見かけたことはないでしょうか。

　懲戒解雇や諭旨解雇、停職、減給など、これらの記事で取り上げられている懲戒処分の内容はさまざまです。

　では、万が一スタッフが非違行為を働いたなどということがあった場合には、どのような懲戒処分を課すことができるのでしょうか。

　懲戒処分の種類は、法律上何ら定めはされていません。職場ごとに就業規則等の中で定めることになりますが、一般的には処分内容の軽いものから順に「戒告」「減給」「停職（出勤停止）」「降任・降格」「諭旨解雇」「懲戒解雇」といったものが多くみられます。

　「戒告」は、将来を戒めるだけなのに対し、「懲戒解雇」となると、医院側からスタッフとの労働契約を一方的に解消するものですので、懲戒処分の中ではもっとも重い処分となります。

　この懲戒解雇は、有無をいわさず、スタッフの生活の糧を奪うことにもなりますので、懲戒解雇となったスタッフがこれを不服とし、懲戒解雇の有効性の有無を争う裁判などに訴えるといったことも起こり得ます。

　そのような争いになった場合も想定した上で、スタッフを懲戒解雇とする場合には、非違行為の事実および医院側の対応内容（教育指導をしたかなど）、懲戒解雇決定に至るまでの経緯、本人の弁明の内容などについても、記録として残すようにしておくことも必要です。

## 懲戒処分の種類の例

(1) 戒　告
　　反省を求め将来を戒めるもの。始末書（自己の非違行為を確認し、謝罪し、将来に同様の行為を繰り返さない旨を誓約する書面）の提出を求める場合もある。

(2) 減　給
　　本来支給すべき給与額から、一部を差し引くという処分。減給する額は、1回の事案に対しては、平均賃金の1日分の半額、複数事案に対しても、総額が1ヵ月の給与総額の10分の1を超えることはできない。

(3) 停職（出勤停止）
　　スタッフの出勤を一定期間禁止する。通常、その期間中の給与は支払われない。

(4) 降任・降格
　　医院内における等級や資格等の格付けを、低位なものに変更する、もしくは役付などの職位を下げる処分。

(5) 諭旨解雇
　　本来は懲戒解雇とすべきところを、本人の反省の程度や、これまでの業績などを考慮し、温情によって懲戒解雇よりも一段軽い処分にする。懲戒解雇と異なり、退職金は一部支給することとしている例が多い。
　　スタッフに辞表の提出を勧告し、所定期間内に勧告に応じない場合は懲戒解雇とする。

(6) 懲戒解雇
　　予告期間を設けることなく即時解雇する。懲戒解雇の場合は、退職金は支給しないとしている例が多くみられる。

## 37 減給処分をする場合の減給限度額は？

　減給処分とは、本来支給すべき給与から、その一部を減額する処分をいいます。
　給与というのは、スタッフの生活を支える重要な位置づけをもっていますので、減給処分をする場合でも、スタッフの生活に重大な支障を及ぼすことがないよう、減給することができる限度額が、労働基準法上で決められています。

　1回の非違行為に対しては「平均賃金の1日分の半額」を超えて減給することはできません。この1回の懲戒処分事案について、何日もしくは何ヵ月にもわたって減給できることを意味しないので注意が必要です。
　なお、1人のスタッフに対して、複数の非違行為があった場合であっても、減給の総額は一給与計算期間における給与総額の10分の1以内でなければなりません。
　これは、たとえ複数の懲戒処分案件があり、それぞれの案件ごとに減給処分を課すことになり、減給額の合計額が一給与計算期間における給与総額の10分の1を超えたとしても、10分の1までしか減給できないことを意味します。ただし、超える部分については、次期給与支払期に減給することは可能です。
　このように減給処分は、スタッフに与える実際の経済的損失が比較的小さいものである、ということになります。経済的損失を与えるというよりも、むしろ、そのような処分を課されたという事実に意味がある、といえるのではないでしょうか。

## 第4章 退職・解雇・懲戒処分に関する留意点

### 減給額の算出方法

#### ①平均賃金を算出する

給与締切日がある場合の平均賃金の算出式は、以下のとおりとなる。

> ★算定事由発生日直前の給与締切日以前3ヵ月間に支払われた給与の総額／算定事由発生日直前の給与締切日以前3ヵ月間の総日数

＜例＞
・減給処分確定日　6月21日
・給与締切日　月末
・各月の給与総額（手当含む）
　3月250,000円　4月250,000円　5月250,000円
　平均賃金＝250,000円×3月／92日
　　　　　＝8,152.17円（銭未満切り捨て）

#### ②減給額を算出する

1回の懲戒処分事案に対する減給額は、上記1日平均賃金8,152.17円の半額である4,076円が上限となる。

また、同一人物について同一月に減給に該当する懲戒処分が複数事案あった場合においては、250,000円の10分の1の額である25,000円が減給の上限額となる。

上記例の場合、懲戒処分1事案について4,076円を超えることはできないので、減給処分相当事案が7回になると4,076円×7回＝28,532円となり、25,000円を超えてしまう。この場合は、25,000円を超える3,532円については、翌月以降の減給としなくてはならないことになる。

# 第5章

# スタッフの安全衛生管理とハラスメント防止のための留意点

## 38 定期健康診断は必ず実施しなければならないのか？

　歯科医院は、そこで勤務するスタッフから労務を提供されることによって成り立っています。つまり、医院を運営していくためには、スタッフが健康を保ち、労務を提供できる状態でいてもらうことが不可欠である、といっても過言ではありません。

　そのため、労働安全衛生法では、スタッフの健康を保持するためにも、使用者である医院に対して、常時使用するスタッフを雇い入れるときや、その後1年以内ごとに1回、定期に健康診断を実施することを義務づけています。

　これは法律で実施が義務づけられているものですので、「見るからに健康そうだから、今年は実施をしなくてもかまわないや」などということはできません。

　また、労働安全衛生法が、健康診断の実施を義務づけているのは「常時使用するスタッフ」となっていますが、常勤ではないパートタイムスタッフなどであっても、次の2つの要件に該当する場合には、正規のスタッフと同様に、健康診断を実施しなければならないとされています。

①期間の定めのない雇用契約により使用されるパートタイマー（ただし、期間の定めのある雇用契約により使用されるパートタイマーであって、契約の更新により原則として1年以上使用されることが予定されている者および1年以上引き続き使用されている者を含む）
②1週間の所定勤務時間数が、同じ事業所で同種の業務に従事する正規スタッフの4分の3以上であるパートタイマー

第5章　スタッフの安全衛生管理とハラスメント防止のための留意点

**健康診断項目**

| 1 | 既往歴および業務歴の調査 |
|---|---|
| 2 | 自覚症状および他覚症状の有無の検査 |
| 3 | 身長・体重・腹囲・視力および聴力の検査 |
| 4 | 胸部エックス線検査および喀痰検査 |
| 5 | 血圧の測定 |
| 6 | 貧血検査（赤血球数・血色素量） |
| 7 | 肝機能検査（GOT、GPT、γ-GTP） |
| 8 | 血中脂質検査（LDLコレステロール、HDLコレステロール、トリグリセライド） |
| 9 | 血糖 |
| 10 | 心電図検査（安静時心電図検査） |
| 11 | 尿検査（尿中の糖および蛋白の有無の検査） |

　次に掲げる検査は、健康診断を実施する医師の判断により省略することができます。
　　・身長：20歳以上の者
　　・喀痰検査：胸部エックス線検査で病変の発見されない者
　　　　　　　　胸部エックス線検査によって結核発病のおそれがないと診断された者
　　・上表の6〜10の検査：40歳未満の者（35歳の者を除く）
　　・腹囲：①40歳未満の者（35歳の者を除く）
　　　　　　②妊娠中の女性その他の腹囲が内臓脂肪の蓄積を反映していないと診断された者
　　　　　　③BMIが20未満である者
　　　　　　④自ら腹囲を測定し、その値を申告した者（BMIが22未満である者に限る）
※雇い入れ時の健康診断では、腹囲以外の検査項目の省略は認められない。

## 39 採用選考時の健康診断を雇い入れ時に代用することは可能か？

　スタッフに対する健康診断は、スタッフを雇い入れるとき（雇い入れ時の健康診断）と、その後1年以内ごとに1回、定期（定期健康診断）に実施することが義務づけられています。

　このうちの雇い入れ時の健康診断については、文字どおり、雇い入れの際に実施しなければならないものです。つまり、スタッフの採用日当日あるいは同日近辺に実施することになります。

　ただし、健康診断を受けた後3ヵ月を経過しないスタッフを雇い入れる場合においては、その健康診断の結果を雇い入れ時の健康診断の結果として代用することは可能であるとされています。たとえば、内定を出した段階で、健康診断を実施することも、採用日前3ヵ月以内であれば問題ありません。

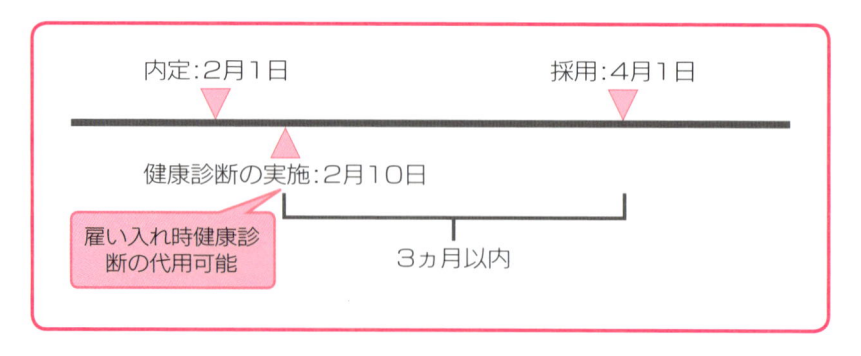

```
内定:2月1日                    採用:4月1日
  ▼                              ▼
─────────────────────────────────────
        ▲
  健康診断の実施:2月10日
  ┌─────────┐        ┌──────────┐
  │雇い入れ時健康診│        │ 3ヵ月以内 │
  │断の代用可能  │        └──────────┘
  └─────────┘
```

　では、採用選考時に健康診断を実施することは可能なのでしょうか。採用選考段階での健康診断については、厚生労働省が「必要性を十分に検討した上で実施するように」と示しています。

　これは、健常者以外の多くの就業希望者が、その能力資質に関係な

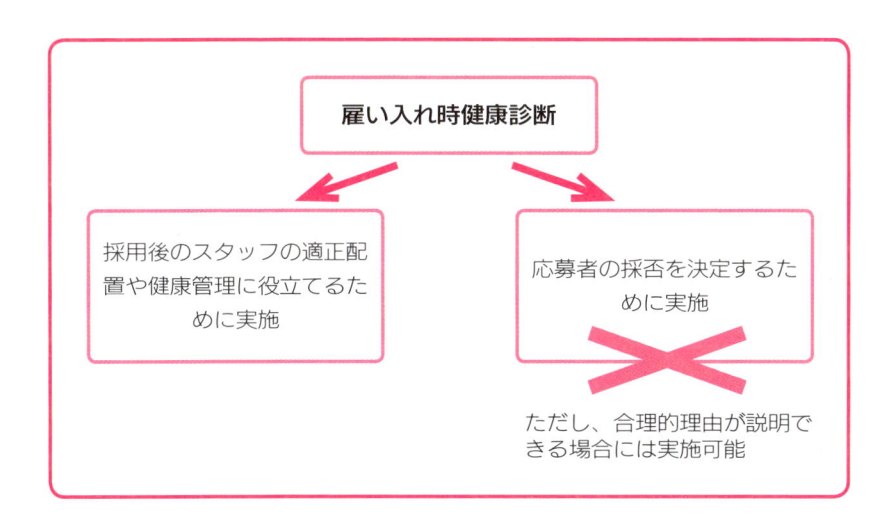

第5章　スタッフの安全衛生管理とハラスメント防止のための留意点

```
雇い入れ時健康診断
    ↙           ↘
採用後のスタッフの適正配    応募者の採否を決定するた
置や健康管理に役立てるた    めに実施
めに実施                   ✗
                          ただし、合理的理由が説明で
                          きる場合には実施可能
```

く不合理に排除されるおそれがあることなどの理由にもとづくものとされています。

　そもそも、この雇い入れ時の健康診断は、採用後のスタッフの適正配置や、健康管理に役立てるために実施するものであって、応募者の採否を決定するために実施するものではないことに留意する必要があります。

　前述のとおり、内定者に対し、雇い入れ時の健康診断として採用前の健康診断を受診させることは問題ないといえます。しかし、内定前に採否判断を目的として実施するのであれば、その合理的理由を説明できるようにする必要があります。

　たとえば、感染症罹患者は、医療に従事させることができないために、採用決定前に感染症への罹患の有無を調べる必要性があるということであれば、合理的理由に該当するものと解されます。ただ、この場合であっても、その健康診断が応募者の適性と能力の判断に必要不可欠であるか、求人職種の職務遂行に関係のある検査項目となっているかなどを、慎重に検討した上で行うようにしてください。

## 40 健康診断の実施費用はスタッフ負担としてもよいか？

　雇い入れ時の健康診断については、その実施費用をスタッフ本人に負担させているというケースが多くみられます。たとえば、採用時に提出を求める書類の中に、「健康診断の結果」も含めており、スタッフ自らが医療機関で健康診断を受診し、その結果を採用時に提出させているというものです。
　このように、健康診断の実施費用をスタッフに負担させていることは何ら問題ないのでしょうか。
　健康診断の実施に要する費用については、厚生労働省が「健康診断の費用については、事業者に健康診断の実施の義務を課している以上、当然、事業者が負担すべきものである」と示しています。
　ここでいう健康診断とは、労働安全衛生法において、医院に実施を義務づけている健康診断のすべてを指します。
　これには、雇い入れ時の健康診断も、1年以内ごとに実施する定期健康診断も含まれます。つまり、たとえ雇い入れ時の健康診断であっても、その費用をスタッフの自己負担としていることは「問題あり」ということになります。
　もし、採用前の内定段階で健康診断を実施し、これを雇い入れ時の健康診断に代用しているということであれば、この内定段階で実施している健康診断に要する費用についても、やはり医院側が負担すべきものであるということになります。

　なお、医院の指定した医療機関等における健康診断の受診を希望しないスタッフは、自らが選択する医療機関の健康診断を受け、その結

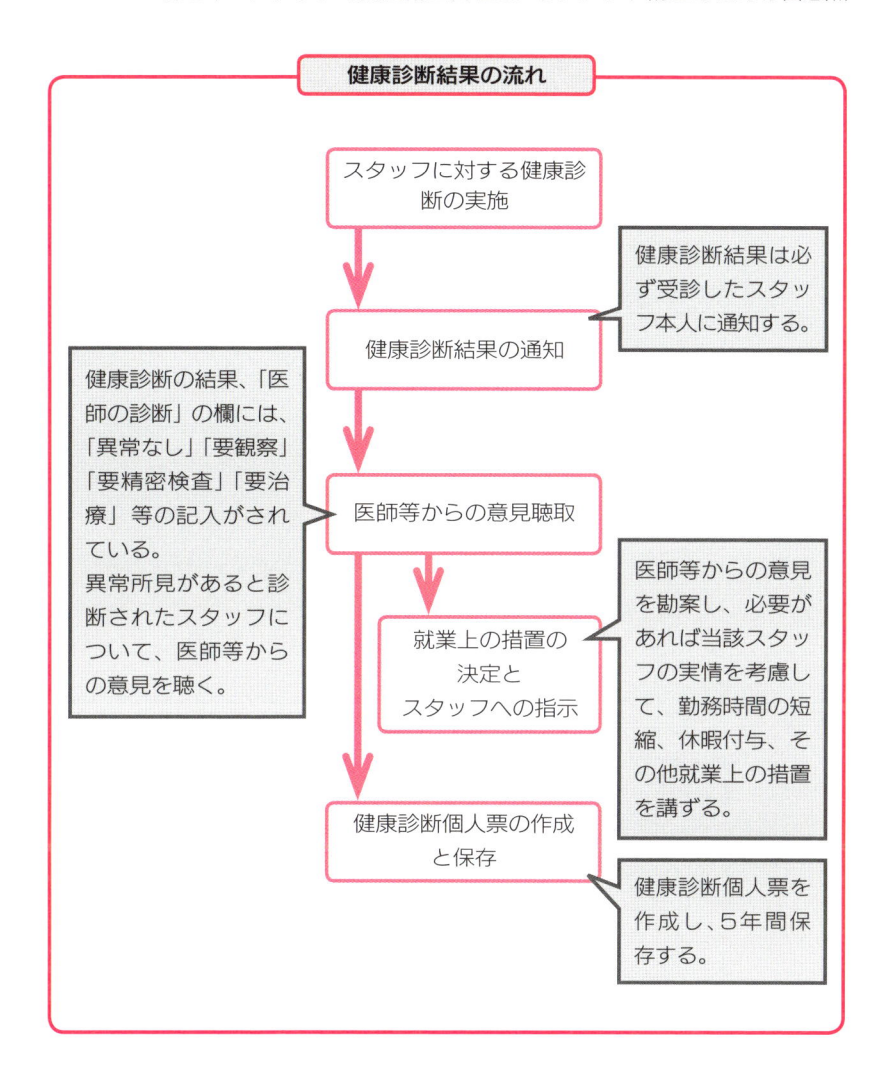

第5章　スタッフの安全衛生管理とハラスメント防止のための留意点

## 健康診断結果の流れ

```
スタッフに対する健康診
断の実施
        ↓
健康診断結果の通知 ──── 健康診断結果は必ず受診したスタッフ本人に通知する。
        ↓
医師等からの意見聴取
        ↓
就業上の措置の決定と
スタッフへの指示
        ↓
健康診断個人票の作成
と保存
```

- 健康診断の結果、「医師の診断」の欄には、「異常なし」「要観察」「要精密検査」「要治療」等の記入がされている。
異常所見があると診断されたスタッフについて、医師等からの意見を聴く。

- 医師等からの意見を勘案し、必要があれば当該スタッフの実情を考慮して、勤務時間の短縮、休暇付与、その他就業上の措置を講ずる。

- 健康診断個人票を作成し、5年間保存する。

果を証明する書面を医院に提出することも認められています。

　その場合の費用負担については、とくに定めがありませんので、このような場合にまで、医院側が診断費用を負担する義務はないといえるでしょう。

97

## 41　精神的疾患の疑いのあるスタッフへの対応は？

　うつ病に罹患したことによって、休職などをせざるを得なくなっている人が増えています。日本におけるうつ病の罹患者数は100万人を超えているともいわれており、もはや他人事で済ませることにはいきません。

　うつ病は、ストレスなどをきっかけに発症し、何をやるにも気力を失ってしまう病気です。

　仕事だけではなく、趣味や日常生活にもやる気を感じなくなり、その状態が長く続きます。本人は怠けたいわけではなく、やりたくても気力を出せないことに困っています。

---

**うつ病の症状の例**

- 身体のさまざまな症状
- 不眠
- 1日のうちで調子が変わる
- 気分が晴れない
- 考えが前に進まない
- ゴロゴロしてしまう
- 感情を上手にコントロールできなくなる
- 自分を責める
- 何もかも投げ出したい、死にたいと思う

---

　このうつ病は「気合で治る」とか、「時間が経てば自然と治癒する」というものでもありません。休養と薬物治療が必要となります。うつ病も風邪などと同じ「病気」ですので、悪化する前に早期に発見し、

早期に休養を取ることが大切です。

　うつ病に罹患してから休養を取り、治療を開始するまでの時間が長ければ長いほど、療養に要する時間も長くなるといわれています。

　うつ病は、本人が罹患していることに気づかないケースも多くありますので、日頃から仕事をしている院長先生や周りのスタッフが、そのスタッフの変化に気づき、専門医の診断を受けるようすすめてあげることも必要になってきます。

　気分の落ち込み、意欲の低下、頭の働きの停滞などの不調が2週間以上続くと、生活や仕事にも支障が生じてくることになります。ところが意外にも、本人は、うつ病であることを否定するケースも多いというのが実態です。

　そういうときは、周りの人の気づきとサポートが重要となります。「困っている状態を少しでも楽にしてもらうためにも、一度病院で受診しよう」と告げて、促すことも、スタッフの健康に配慮するという義務を負っている医院の責務となります。

**自覚症状**
- 気分の落ち込み、意欲の低下
- 睡眠障害、食欲不振
- いろいろな身体の症状　など

↓

**病識の欠如（うつ病と認めない）**
- 判断力が低下して自分の状態を正しく把握できない
- 人の助言に耳を傾ける余裕がない
- こころの病気と診断されることの恐怖

↓

**受診を促す周囲のサポート**
- 「困っている状態を軽くしてもらうために受診しよう」

## 42 スタッフ間のハラスメントでも医院側の対応が必要か？

　歯科医院における人間関係は、院長先生をはじめ、患者さん、先輩、同僚、後輩、部下、出入り業者といった関係者までさまざまです。このような職場における人間関係において問題となりやすいのが「ハラスメント」です。

　セクシュアルハラスメント（いわゆる「セクハラ」）という言葉が社会に広まってから、すでに20年以上の歳月が流れようとしています。この間、法規制もされてきました。にもかかわらず、いまだ大きな事件は起き、各地の相談窓口への相談件数や裁判も、年々増加しているというのが現状です。

　また、最近では、モラルハラスメントやドクターハラスメント、アルコールハラスメントなど、状況や内容によってさまざまな呼び名が冠されたハラスメントも浸透してきており、パワーハラスメントという言葉も社会権を得るに至っています。

　ハラスメントは、職場環境を悪化させ、働く人の権利や人権を侵害し、直接的な不利益を与えたり、その結果、働き続けることができなくなるなどの状況をもたらします。これは、お金で解決する問題ではありません。「相手の一生を左右する問題となり得る」ことです。

　また、医院側にとっても、職場秩序を乱し、業務の円滑な遂行を阻害する、場合によっては医院の社会的評価の失墜につながるなどの損失をもたらす問題ともなり得ます。

　そのため、職場におけるハラスメントについては、使用者である医院に防止措置が課せられています。スタッフ個人の問題だからといって、放っておくようなことはできません。

## 事業主がセクシュアルハラスメントを防止する対策として講ずることが義務づけられている必要な措置

(1) **事業主の方針の明確化およびその周知・啓発**
　①職場におけるセクシュアルハラスメントの内容、セクシュアルハラスメントがあってはならない旨の方針を明確化し、管理・監督者を含むスタッフに周知・啓発すること。
　②セクシュアルハラスメントの行為者については、厳正に対処する旨の方針・対処の内容を就業規則等の文書に規定し、管理・監督者を含むスタッフに周知・啓発すること。

(2) **相談（苦情含む）に応じ、適切に対応するために必要な体制の整備**
　③相談窓口をあらかじめ定めること。
　④相談窓口担当者が、内容や状況に応じ適切に対応できるようにすること。また、広く相談に対応すること。

(3) **事後の迅速かつ適切な対応**
　⑤事実関係を迅速かつ正確に確認すること。
　⑥事実確認ができた場合は、行為者および被害者に対する措置を適正に行うこと。
　⑦再発防止に向けた措置を講ずること（事実が確認できなかった場合も同様）。

(4) **上記の措置とあわせて講ずべき措置**
　⑧相談者・行為者などのプライバシーを保護するために必要な措置を講じ、周知すること。
　⑨相談したこと、事実関係の確認に協力したことなどを理由として不利益な取り扱いを行ってはならない旨を定め、スタッフに周知・啓発すること。

「事業主が職場における性的な言動に起因する問題に関して雇用管理上講ずべき措置についての指針（平成18年厚労告615号）」より

## 43 肩に触れただけでも相手が嫌がっていたらセクハラに？

　セクシュアルハラスメント（いわゆる「セクハラ」）とは、公的な人間関係において「相手が望まない」「性的な」働きかけや言動のことをいいます。
　つまり、プライベートな場や恋人が相手ならば問題になりませんが、職場など公の場において、肩に手で触れたりするのは、相手が恋人でもなんでもない場合には問題になる行為なのです。
　セクハラは、「相手が望まない」「相手の意に反する」「性的な」言動であるため、どこまでがセクハラであり、どこからがセクハラではないかという、明確な基準が存在するわけではありません。望まないこと、意に反することは、個人やそのときの状況によって感じ方が異なってくるからです。
　これらの行為は、いやがらせの意思を持って行われたか、悪気なく行われたか、親しみを表すために行われたかなど、行為を行う人の意図に関係なく、相手が望まない行為はセクハラとなり得ます。
　逆に、強姦や強制わいせつ行為など、明らかに性犯罪に当たるものを除けば、「誰が誰に対してやってもセクハラ」というものはありません。10人の人がいれば、10とおりの感じ方があるわけですから、9人にとってはセクハラでないことも、1人にとってはセクハラと感じられる可能性があるのです。
　セクハラは「相手が望まない」「性的な」働きかけや言動のことですので、人によってその感じ方はまちまちです。
　具体的な言動だけで、セクハラに該当するか否かを判断することはできません。

## 第5章　スタッフの安全衛生管理とハラスメント防止のための留意点

### セクシュアルハラスメントになり得る言動の例

#### 性的関心や欲求にもとづくもの

- スリーサイズなど身体的特徴を話題にする
  - 「いつもきれいだね」「スタイルいいね」
- 性的な冗談を交わす
- 性的な噂を流す
  - 「男をとっかえひっかえしている」「あの人と不倫しているらしい」「同性愛者らしい」
- 男性（女性）を女性（男性）っぽいとからかう
- 執拗に身体を眺めまわす
- 昇進や昇給を条件に性的な関係を強要する
- 異性の部下を必要もないのに出張への同行を強要する
- 身体に不必要に接触する
- 仕事上の相談があるなどと称して異性をしつこく食事に誘う
- メールや電話などでしつこくつきまとう
- 彼氏や彼女の有無などを執拗に問いただす……など

#### 性別による差別意識などにもとづくもの

- 女性であるというだけで職場内の掃除を強要する
- 人格を認めないような呼び方をする
  - 「○○ちゃんはいつもかわいいね」「おじさん」「おばさん」
- 性別意識に対する価値観を押しつける発言をする
  - 「男のくせに根性がない」「女は仕事に向かない」
- 宴席で上司へのお酌を強要する
- 宴席で男性スタッフの隣には女性スタッフが座ることを強要する
- 男性スタッフが育児休業や看護休暇の取得申請をすると露骨に嫌な顔をする……など

#### 男性スタッフに対するもの

- 彼女がいないことをからかう
- 結婚しない理由を問いただす
- 女性グラビアアイドルの水着写真を見せて感想を求める
- 前日と同じネクタイをしてきた男性に対して、前日の行動を根掘り葉掘り聞く
- 宴席で裸の芸をさせる……など

## 44 「パワハラ」と「指導」の境界線はどこ？

「ミスを注意しただけなのに、パワハラだっていわれる」
「スタッフを飲みに誘ったら、それってパワハラですよといわれた」
「すぐにパワハラだっていわれるから、何もいえなくなっちゃう」
という話しを、よく耳にするようになりました。

「パワハラ」という言葉だけがひとり歩きをしてしまって、スタッフを雇う側も、またスタッフの側も、パワハラの意味をちゃんと理解していないのかもしれません。

パワハラとは、文字どおりパワー＝権力を背景とした嫌がらせのことをいいますが、厚生労働省では「同じ職場で働く者に対して、職務上の地位や人間関係などの職場内の優位性を背景に、業務の適正な範囲を超えて、精神的・肉体的苦痛を与えるまたは職場環境を悪化させる行為をいう」と定義しています。

ここでポイントとなるのは「業務の適正な範囲を超えて」ということです。スタッフの受け取り方によっては、業務上必要な指示や注意・指導を不満に感じたりする場合でも、これらが業務上の適正な範囲で行われている場合には、パワハラには当たりません。

院長先生などの上司は、自らの権限を発揮し、職場をまとめ、人材を育成していく役割があります。必要な指導を適正に行うことまでためらってしまうようでは、医院の運営にも支障を生じかねません。

ただし、この指導上の適正な範囲というのは、時代とともに変化してきています。かつて自分たちが受けてきた指導方法は通用しない、ということもあり得ますから、その点を十分に認識しておかなければなりません。

第5章　スタッフの安全衛生管理とハラスメント防止のための留意点

## パワーハラスメントと指導の違い

**セクシュアルハラスメント**
相手がどう感じるか

**パワーハラスメント**
客観的にみて指導の範囲を逸脱しているか

> 個人の受け取り方によっては、業務上必要な指示や注意・指導を不満に感じたりする場合でも、これらが「業務上の適正な範囲」で行われている場合には、パワーハラスメントには当たらない。

↓

> どのような場合が「業務上の適正な範囲」を超えることになるのかは、業種や職場文化の影響を受け、また具体的な判断も行為が行われた状況や行為が継続的であるかどうかによって左右されることになるため、明確な線引きはできない。

> 「スタッフへの指導は義務である」ということを大義名分として、行き過ぎた指導を行っていいということにはならない。

105

## 45　スタッフから上司へのパワハラはないのか？

　部下から上司に対する嫌がらせを"逆パワハラ"と呼ぶこともあります。確かに、パワーハラスメントという言葉は、上の地位にある者が下の地位にある者に対して、いじめや嫌がらせをすることを指すというイメージが定着しているようです。しかし実際には、部下から上司への嫌がらせもあれば、同僚間での嫌がらせもありますし、後輩から先輩へのいじめも存在します。

　そこで、厚生労働省がまとめた資料の中では、パワーハラスメントというのは、職務上の地位に限らず、職場内のさまざまな優位性を背景とした嫌がらせのことを指すものであると示しています。

　ここでいう優位性とは、専門知識の有無によるものであったり、人間関係によるものであったりということが想定されています。たとえば、一定の専門職に従事している者が、同じ職場の一般職に対し、専門知識を有しているという優位性を背景に嫌がらせを行うことも含まれます。また、後から配属されてきた上司に対し、従前から在籍している部下が集団で行う嫌がらせも、在籍期間が長いあるいは集団という優位性を背景としたパワーハラスメントです。つまり、スタッフから上司への嫌がらせも、逆パワハラなどというものではなく、はっきりとパワーハラスメントに該当するといえることになります。

　職場でいい人間関係を築いていくのは、院長やスタッフを含む職場のメンバー1人ひとりです。パワハラの被害者も、また加害者も生み出さないために、いかに普段から周りの人たちと「良好な人間関係を築いておくか」を意識していくことが、1人ひとりに求められているのです。

## パワーハラスメントになり得る言動の例

### ①身体的な攻撃──暴言・障害

- 指導中にこずく、蹴飛ばす、胸倉をつかむ
- 0度前後、もしくは30度超えの部屋で作業を強いられる　など

### ②精神的な攻撃──脅迫・名誉毀損・侮辱・ひどい暴言

- 「昇給させないよ」「さっさと辞めてしまえ」
- 盗みを疑う
- 話している途中で「くだらん」と嘲笑したりする　など

### ③人間関係からの切り離し──隔離・仲間外し・無視

- 挨拶を返さない、無視する
- 特定の人だけ必要な情報を知らせない
- 部下が指導を求めても、長期間にわたって放置する　など

### ④過大な要求──あきらかに不要なことや遂行不可能なことの強制、仕事の妨害

- 常識的に不可能な課題・業務達成を強要する
- 朝から深夜までの業務を強要したり、長期間まったく休日をとらせなかったりする　など

### ⑤過小な要求──合理性なく、能力や経験とかけ離れた程度の低い仕事を命じる、仕事を与えない

- 上司に意見したことで担当業務から外し、新人と同じ業務をさせる
- 単純作業しかさせない　など

### ⑥個の侵害──私的なことに過度に立ち入ること

- 机の引き出しを勝手にあさる
- 休暇等の制度利用を認めない
- 私生活のことを根掘り葉掘り聞く　など

①から③については、原則として「業務の適正な範囲」を超えるものと考えられるが、④から⑥までについては、業務上の適正な指導との線引きが必ずしも容易ではなく、業種や職場文化の影響などによっても判断は異なるといえる。

# 第6章 パートタイムスタッフの雇用にかかわる留意点

## 46 期間を定めたパートタイムスタッフを採用する際の留意点は？

　パートタイムなどの非正規雇用者は、雇用者全体の３分の１にまで増えてきています。
　非正規雇用者は、給与も低く抑えられ、職場の財政状況が悪化した際には、いの一番に解雇されるなど、雇用の不安定さから、労務管理をめぐって使用者とトラブルになるケースも多くあります。非正規雇用者数が増えるにともなって、そのトラブルの件数も増えてきているようです。
　このようなトラブルを避けるために、労働基準法では、パートタイムスタッフなどの非正規雇用者を雇い入れる際にも、労働条件を明示した書面を作成し、交付することを使用者に義務づけています。あらかじめ労働条件が明確にされていないと、労働条件に関してスタッフとの間での食い違いが生じ、トラブルを引き起こすおそれがあるからです。
　労使間での無用なトラブルを避けるためにも、また確かな信頼関係を築くためにも、たとえ週に数日しか勤務しないパートタイムスタッフであったとしても、しっかりとした労働条件を明示し、雇用契約を結ぶことが不可欠であるといえます。
　なお、労働条件として明示すべき事項には、必ず書面で明示しなければならないものと、口頭による明示でもよいとされているものとがあります。ただし、口頭での説明しかされていなかったために、後で「いった」「いや聞いてない」といったトラブルになるケースもみられますので、労働条件はできる限り「雇用契約書」などの文書によって明示をするようにしましょう。

第6章　パートタイムスタッフの雇用にかかわる留意点

**書面による明示義務**

①雇用契約の期間に関する事項
②期間の定めのある雇用契約を更新する場合の基準に関する事項
③就業の場所および従事すべき業務に関する事項
④始業および終業の時刻、所定労働時間を超える労働の有無、休憩時間、休日、休暇ならびに就業時転換に関する事項
⑤賃金の決定、計算および支払方法、賃金の締め切りおよび支払の時期ならびに昇給に関する事項
⑥退職に関する事項（解雇の事由を含む）
⑦退職手当の有無
⑧賞与の有無
⑨昇給の有無

**書面以外の方法で明示可能**

⑩昇給に関する事項
⑪臨時に支払われる賃金（退職手当を除く）、賞与、退職手当、1ヵ月を超える期間の出勤成績によって支給される精勤手当、1ヵ月を超える一定期間の継続勤務に対して支給される勤続手当、1ヵ月を超える期間にわたる事由によって算定される奨励加給または能率手当ならびに最低賃金額に関する事項
⑫労働者に負担させるべき食費、作業用品その他に関する事項
⑬安全および衛生に関する事項
⑭職業訓練に関する事項
⑮災害補償および業務外の傷病扶助に関する事項
⑯表彰および制裁に関する事項
⑰休職に関する事項
⑱1ヵ月を超える出勤成績によって支給される精勤手当、1ヵ月を超える一定期間の継続勤務に対して支給される勤続手当および1ヵ月を超える期間にわたる事由によって算定される奨励加給または能率手当
⑲所定労働日以外の日の労働の有無
⑳所定労働時間を超えて、または所定労働日以外の日に労働させる程度

注：⑦〜⑨および⑱〜⑳は、「短時間労働者（パートタイムスタッフ）」についてのみ明示が義務づけられている

111

## 47 契約更新時にパートタイムスタッフの給与引き下げはできるか？

　企業間の競争が激しくなってきているといわれていますが、歯科医院も例外だとはいえません。そのような競争に打ち勝って、継続的に地域の方々に医療を提供していくためにも、ときには身を切るような決断をせざるを得ないこともあると思います。

　コスト削減という意味では、その多くを占めるスタッフの給与にも目をつむるわけにはいきません。

　一般に、期間の定めのない雇用契約を締結している正規雇用のスタッフの給与を引き下げるにあたっては、原則としては個々のスタッフの同意が必要とされています。ただし、例外的に給与を引き下げなければならない合理的な理由があるという場合には、個々のスタッフの同意を得ずに、就業規則等を変更することによって、スタッフの給与をいっせいに引き下げることも認められます。

　これに対し、パートタイムスタッフなど、一定の契約期間を定めて雇用契約を締結しているスタッフについては、雇用契約期間中は同意なく給与を引き下げることができませんが、その雇用契約を更新する際には、新たな労働条件によって雇用契約を締結することが認められます。

　したがって、雇用契約更新の際に給与水準の引き下げを行うことも可能であるということになります。なぜなら、雇用契約の更新にあたって、従前の雇用契約はいったん破棄され、新しい雇用契約が締結されることになるからです。

　この時に、パートタイムスタッフが新しい労働条件である引き下げ後の給与額に同意できないといった場合には、次期の雇用契約は成立

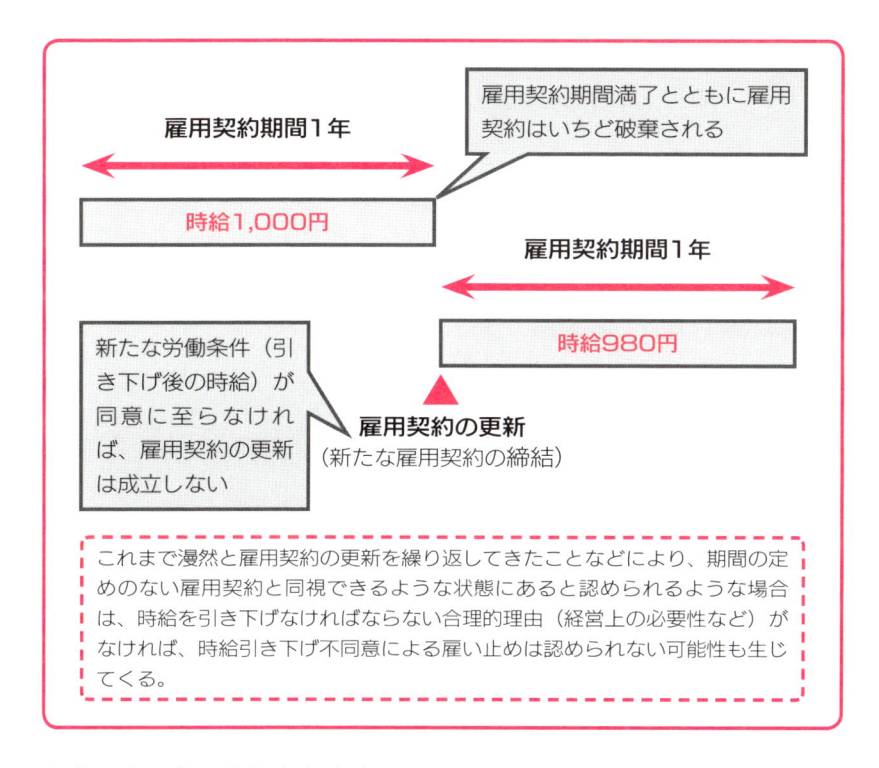

第6章　パートタイムスタッフの雇用にかかわる留意点

```
雇用契約期間1年
時給1,000円
　　　　　　雇用契約期間満了とともに雇用
　　　　　　契約はいちど破棄される

　　　　　　　雇用契約期間1年
　　　　　　　時給980円

新たな労働条件（引
き下げ後の時給）が
同意に至らなけれ
ば、雇用契約の更新
は成立しない

雇用契約の更新
（新たな雇用契約の締結）
```

これまで漫然と雇用契約の更新を繰り返してきたことなどにより、期間の定めのない雇用契約と同視できるような状態にあると認められるような場合は、時給を引き下げなければならない合理的理由（経営上の必要性など）がなければ、時給引き下げ不同意による雇い止めは認められない可能性も生じてくる。

しないということになります。

　しかし、これまで更新の手続き（更新のつど、新たな労働条件を提示し、雇用契約の再締結をするなど）をせず、契約期間が切れたときに自動的に雇用契約を更新してきたような場合には、期間の定めのない雇用契約と同視できる状態にある、とみなされてしまいます。

　この場合は、正規スタッフの場合と同様に、給与額を引き下げなければならない合理的理由がない限りは、前雇用契約期間と同じ給与額のままで、雇用契約を更新しなければならないことになります。

　このように、契約更新に伴い労働条件を変更することもあり得るのであれば、契約更新手続きがルーズにならないよう、更新のつどきちんと労働条件を定めた雇用契約書等を交わし直してください。

## 48 契約の更新を繰り返してきたパートの雇い止めは認められるか？

　契約期間を定めてスタッフと雇用契約を締結する、いわゆる有期雇用契約は、医院側がこの雇用契約の更新を拒否したときは、雇用契約期間の満了により、雇用関係は終了することになります。このことを「雇い止め」といっています。

　もともと期間を定めて雇用契約を締結しているのですから、この雇用契約期間が満了したことをもって、スタッフを雇い止めしたとしても何ら問題はないはずです。しかし、労働者であるスタッフと、使用者である医院との間に締結された雇用契約は、そんなにもドライに割り切れるものではありません。

　たとえば、有期雇用契約であったとしても、これまでに雇用契約を反復更新した場合など、一定の要件に該当する場合は、その後の医院側からの一方的な雇い止めは、よほどの理由がない限りは認められないというのが、裁判所の確定した考え方です。

　これが「雇い止め法理」と呼ばれているもので、平成24年8月からは労働契約法の中にも明記されています。

　つまり、有期雇用契約が一定の要件に該当する場合であり、スタッフ本人から次期以降も雇用契約を締結してほしいとの申し込みがあった場合には、使用者である医院はこれを承諾したものとみなされることになります。医院側から拒否することはできません。

　それでも、当該スタッフの雇用契約を打ち切りたい（雇い止めしたい）という場合には、当該スタッフを雇い止めすることについて「客観的に合理的理由があり、社会通念上相当である」といえるような事由が必要になるというのが「雇い止め法理」です。

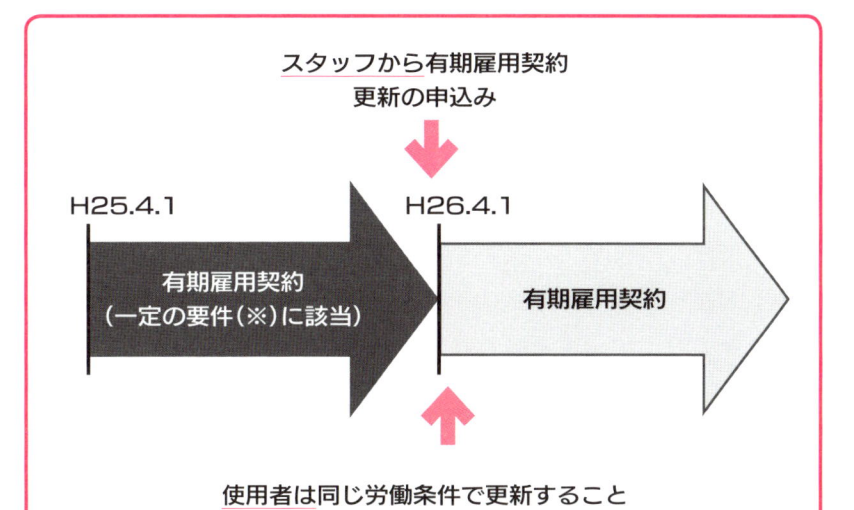

第6章　パートタイムスタッフの雇用にかかわる留意点

```
             スタッフから有期雇用契約
                 更新の申込み
                    ↓
H25.4.1            H26.4.1
━━━━━━━━━━━━━━━━━▶ ━━━━━━━━━━━━━━━━━▶
   有期雇用契約              有期雇用契約
（一定の要件（※）に該当）
                    ↑
        使用者は同じ労働条件で更新すること
            を承諾したものとみなされる
```

※一定の要件に該当する有期雇用契約とは、以下の①②のいずれかに該当する有期雇用契約のことを指す。
　①過去に反復更新された有期雇用契約で、無期雇用契約と社会通念上同視できると認められるもの
　②スタッフにおいて、有期雇用契約の契約期間の満了時に雇用契約を更新されるものと期待することについて、合理的な理由があると認められるもの

---

上記①または②のいずれかに該当する有期雇用契約を締結しているスタッフから、有期雇用契約を更新してほしいとの申込みがあった場合で、医院側がこれを拒否したいという場合には「客観的・合理的な理由があり、社会通念上相当であると認められる」ことが必要となる。それが認められない場合は、従前と同一の労働条件で有期雇用契約が更新されることになる。

## 49 雇用期間が通算5年を超えたら無期雇用に転換するのか？

　パートタイムスタッフやアルバイト、契約社員など、有期雇用契約で働く人は、1,200万人に達するといわれています。

　そうした有期雇用契約で働いている人の、さらに約3割もの人が、通算5年を超えて雇用契約を繰り返し更新しているという実態にあり、その下で生じる雇い止めに対する不安が、以前から問題視されていました。

　そこで、平成25年4月から労働契約法が改正され、同一の使用者との間で締結した有期雇用契約が、通算して5年を超えて繰り返し更新された場合は、スタッフ側からの申込みによって、無期雇用契約に転換されることとなりました。

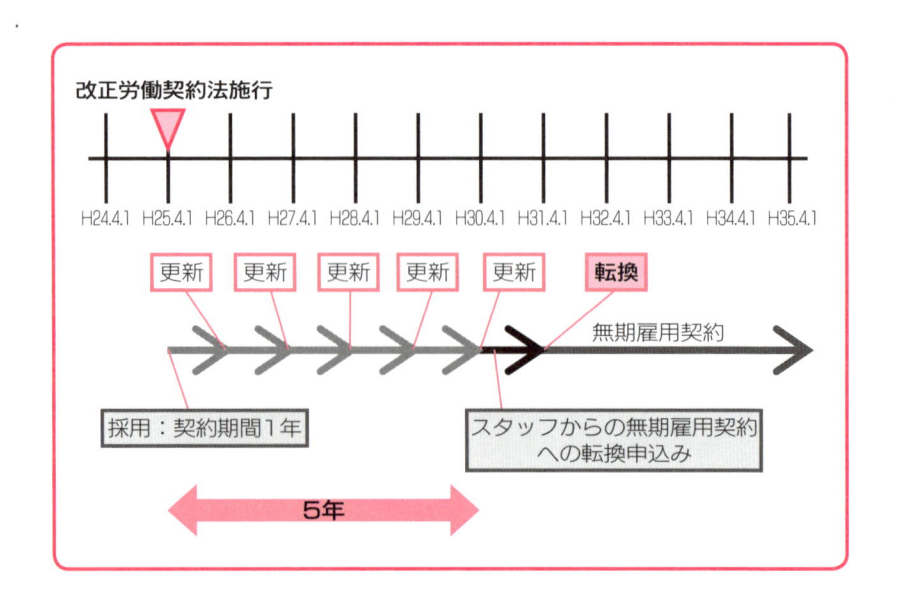

第6章　パートタイムスタッフの雇用にかかわる留意点

　実際に無期雇用契約に転換されるのは、5年を超える有期雇用契約期間が満了する翌日からとなります。無期雇用契約転換申込みをした時点で、無期雇用契約に転換されるというわけではありません。
　また、無期雇用契約転換後の労働条件は、別段の定めのない限りは有期雇用契約と同一ということになっています。週3日勤務の時給制のパートタイムスタッフとして、有期雇用契約を締結していた者であれば、原則としては、無期雇用契約への転換後も、週3日勤務の時給制のパートタイムスタッフのままということになります。
　無期雇用契約に転換したからといって、正規雇用スタッフのように、フルタイム勤務にしなければならないといったことはありません。

　なお、5年の通算契約期間のカウントは、平成25年4月1日以後に開始する有期雇用契約が対象となります。平成25年4月1日以前に開始した有期雇用契約は、通算契約期間には含みません。

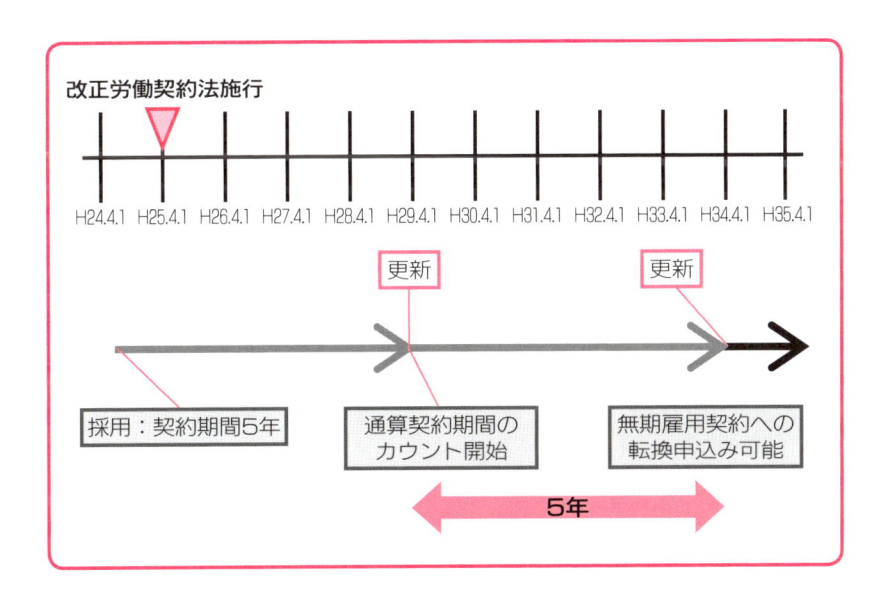

## 50 パートタイムスタッフと正規スタッフの給与格差は違法か？

　パートタイムスタッフの給与は、基本的に個々の雇用契約にもとづいて、時間給等で決められるものです。
　この時間給は、職務の難易度、経験年数または能力などを加味しながら決めている例が多いようです。
　正規雇用か、非正規雇用かなどの雇用形態が異なるスタッフについては、労働条件もそれぞれ異なった取り扱いをすることは、一般的にもよくみられます。
　ただし、同一の業務に従事しているにもかかわらず、パートタイムであるか、正規雇用であるかだけの違いで、給与に著しい格差を設けていることは、違法となってしまう可能性もあります。
　パートタイム労働法（正式名称「短時間労働者の雇用管理の改善等に関する法律」）では、次の３つの要件のすべてに該当するパートタイムスタッフについては、労働条件について、正規雇用のスタッフと差別的取り扱いをすることを禁止しています。

---

**パートタイムの差別的取り扱いが禁止**

①業務の内容および当該業務にともなう責任の程度（以下「職務の内容）」という）が、当該事業所における正規スタッフと同一であること。
②職務の内容および配置が正規スタッフの職務の内容および配置の変更の範囲と同一の範囲で変更されると見込まれるものであること。
③期間の定めのない雇用契約を締結、もしくは期間の定めのない雇用契約と同視できるような状態にある。

第6章　パートタイムスタッフの雇用にかかわる留意点

```
┌─────────────────────────────────────────┐
│              パートタイムスタッフ              │
│                                          │
│  ①正規スタッフと業務内容や業務にともなう責任の程度が同じ  │
│  ②正規スタッフと配置転換の範囲や頻度、昇任制度のあり方などが │
│    同じ                                   │
│  ③期間の定めのない雇用契約を締結、もしくは期間の定めのない雇 │
│    用契約と同視できるような状態にある           │
│                                          │
│          ①から③のいずれにも該当する場合          │
│                    ↓                     │
│              ┌──────────┐               │
│              │ 給与の決定  │               │
│              │ 教育訓練の実施 │              │
│              │ 福利厚生施設の利用│            │
│              │ その他の待遇 │               │
│              └──────────┘               │
│                                          │
│       パートタイムスタッフであることを理由とする    │
│                                          │
│              ★ 差別的取り扱い禁止 ★           │
│                                          │
└─────────────────────────────────────────┘
```

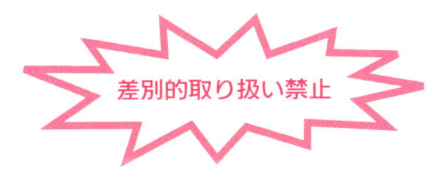

　なお、前記の3つの要件にすべてに該当する場合でなくても、パートタイムスタッフの給与については、単一の時給にするのではなく、職務の内容・意欲・能力・経験・成果などに応じて処遇するような措置を講ずるよう努めることとされています。

　パートタイムスタッフの仕事内容などから、正規雇用のスタッフと給与格差があったとしても、それは合理的な範囲にとどまっているといえるかどうかを、改めて検討してみる必要があるでしょう。

●**著者のプロフィール**

稲好智子（いなよし　ともこ）
特定社会保険労務士。株式会社フォーブレーン代表取締役。
企業や大学、研究機関、病院、歯科医院などにおける人事労務に関するコンサルティング業務を経験し、2005年に株式会社フォーブレーンを設立。経営者や院長の皆様の右腕として職場の労務問題解決を支援している。労務相談や就業規則の整備、ハラスメント問題解決のためのサポートのほか、講演、各種研修講師、個別カウンセリングなど、幅広く活躍中。主な著書に『Q&A　職場のトラブル　こんな時どうする』（クインテッセンス出版）などがある。

　　株式会社　フォーブレーン
　　　TEL：(03)5159-2522
　　　FAX：(03)5159-2508
　　http://www.fourbrain.co.jp

---

図解　歯科医院の人事労務に関する50の留意点

2013年6月10日　第1版第1刷発行

著　　者　　稲好　智子

発　行　人　　佐々木一高

発　行　所　　クインテッセンス出版株式会社
　　　　　　東京都文京区本郷3丁目2番6号　〒113-0033
　　　　　　クイントハウスビル　　電話(03)5842-2270(代　表)
　　　　　　　　　　　　　　　　　　　(03)5842-2272(営業部)
　　　　　　　　　　　　　　　　　　　(03)5842-2280(編集部)
　　　　　　web page address　http://www.quint-j.co.jp/

印刷・製本　　サン美術印刷株式会社

©2013　クインテッセンス出版株式会社　　　　　禁無断転載・複写
Printed in Japan　　　　　　　　　　　　　落丁本・乱丁本はお取り替えします
　　　　　　　　　　　　　　　　　　ISBN978-4-7812-0315-7　C3047

定価はカバーに表示してあります

## 図解：QDMシリーズスタート！

**QDMの特長!!**
- 図解でコンパクトでわかりやすい
- 全シリーズを50のヒント・留意点で解説
- 経営になじみのうすい先生でも読みやすく、わかりやすい

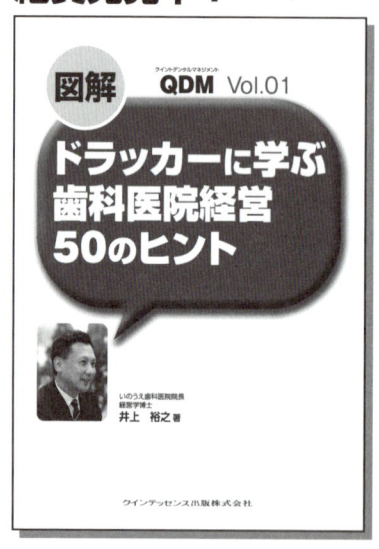

### 絶賛発売中！

図解 QDM Vol.01
ドラッカーに学ぶ
歯科医院経営
50のヒント
いのうえ歯科医院院長
経営学博士
井上 裕之 著
クインテッセンス出版株式会社

### 図解：ドラッカーに学ぶ 歯科医院経営50のヒント

井上裕之：著

A5判・124頁（2色刷り）
定価本体2,000円（税別）

歯科医院の経営と真剣に向き合うために、第3のブームにあるピーター・F・ドラッカーの経営理論を紹介。著者・井上裕之が自院で実践し、歯科医院のレベルまで落としこんで、難解といわれるドラッカー理論をわかりやすく、図を織り込みながら解説している。さらに、その考えを、医院のスタッフまで浸透させるために、スタッフがイキイキ働ける組織づくり、その組織を機能させるコミュニケーションのコツについても言及した。

#### 井上裕之
いのうえ歯科医院院長
歯学博士・経営学博士

東京歯科大学大学院修了。医療法人社団いのうえ歯科医院理事長。歯学博士、経営学博士、経営コンサルタント。島根大学医学部臨床教授他、国内外4大学客員講師、日本歯科審美学会評議委員。『自分で奇跡を起こす方法』他、現在18冊出版（累計70万部）。米国ジョセフ・マーフィー・トラストより世界初のJ・マーフィー・タイトル受賞。

#### もくじ
- 第1章　歯科医院のマネジメントってなに？
- 第2章　歯科医院の組織のつくり方
- 第3章　スタッフがイキイキする組織に
- 第4章　組織を機能させるコミュニケーション

―― 組織はすべて、人と社会をより良いものにするために存在する。すなわちミッションがある。目的があり、存在理由がある
（ドラッカー）――

**クインテッセンス出版株式会社**
〒113-0033　東京都文京区本郷3丁目2番6号　クイントハウスビル
TEL. 03-5842-2272（営業）　FAX. 03-5800-7592　http://www.quint-j.co.jp/　e-mail mb@quint-j.co.jp

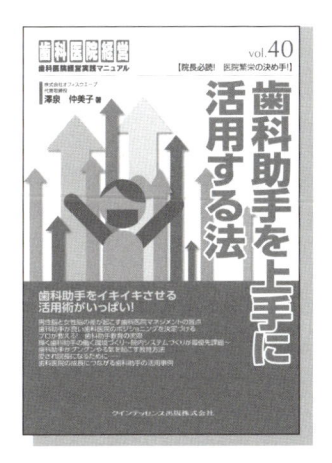

● 好評の「歯科医院経営実践マニュアル」シリーズ ●

〔歯科医院経営実践マニュアル vol.34〕
## 患者様をファンにする最強のコミュニケーション
井上裕之（医療法人社団いのうえ歯科医院理事長）
A5判・定価本体2,500円（税別）

ベストセラー作家の著者が、人の気質・性質・性格を「感情優先型」「行動優先型」「思考優先型」の3つに類型化し、活用することで、患者様とより密なコミュニケーションができ、スタッフのモチベーションアップができる極意を語る。

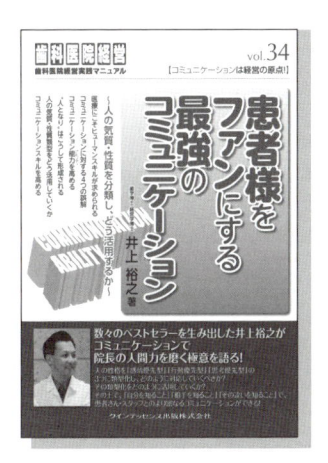

---

〔歯科医院経営実践マニュアル vol.40〕
## 歯科助手を上手に活用する法
澤泉仲美子（㈱オフィスウエーブ代表取締役）
A5判・定価本体2,000円（税別）

**歯科助手が歯科医院成長の要になる！**
長年、歯科助手教育に携わってきた著者が、歯科助手活用のコツを伝授。医院の中で何でも屋として使われがちな歯科助手を、受付・カウンセリングなどでプロとしての活躍の場をつくり、医院の司令塔に育て上げる。

---

**クインテッセンス出版株式会社**
〒113-0033　東京都文京区本郷3丁目2番6号　クイントハウスビル
TEL. 03-5842-2272（営業）　FAX. 03-5800-7592　http://www.quint-j.co.jp/　e-mail mb@quint-j.co.jp

● 好評の「歯科医院経営実践マニュアル」シリーズ ●

〔歯科医院経営実践マニュアル vol.02〕
## Q&A　職場のトラブル こんなときどうする

稲好智子（特定社会保険労務士）著
A5判・定価本体2,000円（税別）

歯科医院の人事労務問題・職場のルールなど、歯科医院の抱える問題・悩みに、人事労務のプロが、Q&A形式でズバリ回答している。労働条件・休暇制度・パートスタッフにかかわる雇用など、歯科医院に山積する問題・疑問がすべて明解に。

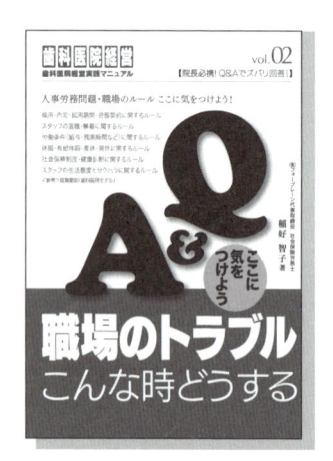

〔歯科医院経営実践マニュアル vol.41〕
## 歯科医院経営・院長として やるべきこと、やってはいけないこと

妹尾榮聖（㈲MUSUHI代表取締役）
A5判・定価本体2,000円（税別）

歯科医院の経営環境が厳しくなった原因は、市場環境が変ったため、歯科医院で収益を伸ばすルールも変わってきたことにある。従来の歯科医院経営の常識にとらわれず、院長として「やるべきこと」「やってはいけないこと」の違いをしっかり認めること。

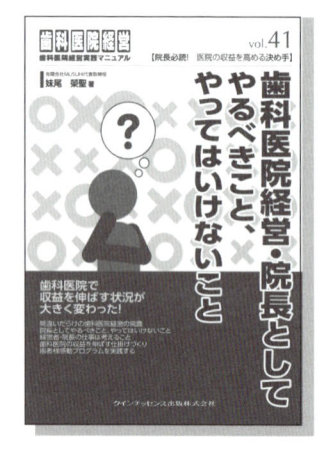

クインテッセンス出版株式会社
〒113-0033　東京都文京区本郷3丁目2番6号　クイントハウスビル
TEL. 03-5842-2272（営業）　FAX. 03-5800-7592　http://www.quint-j.co.jp/　e-mail mb@quint-j.co.jp